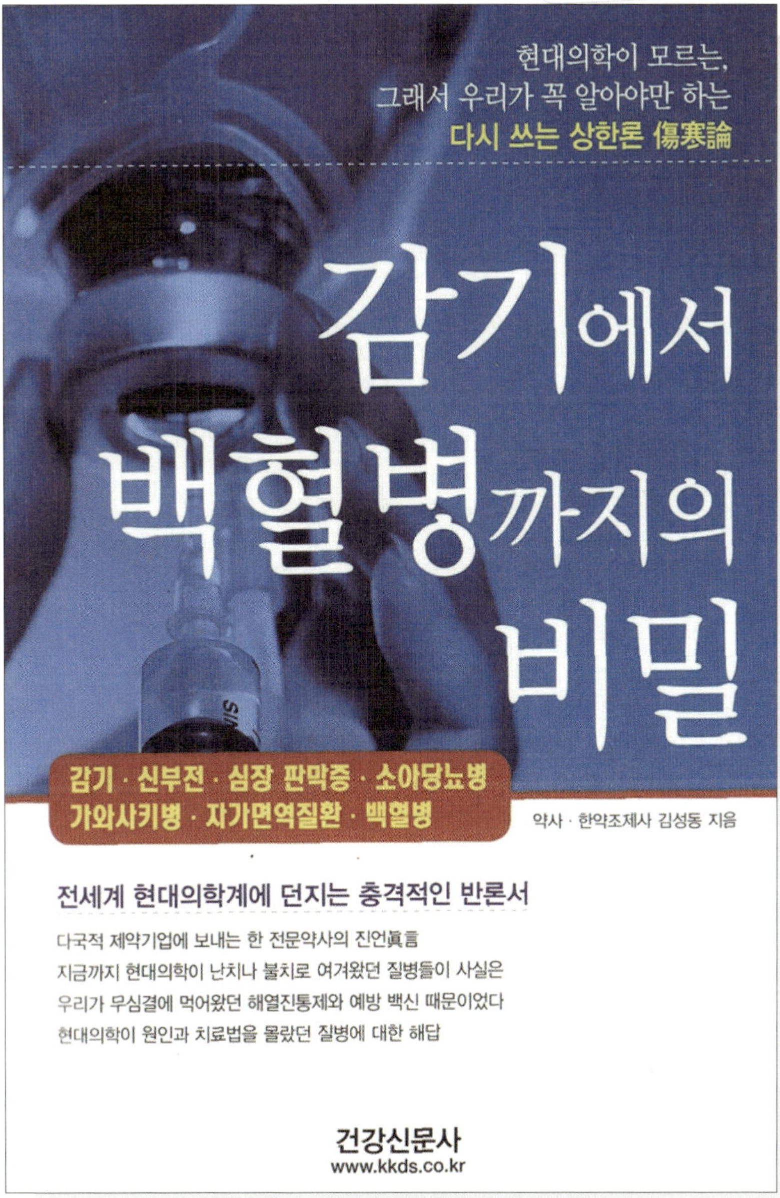

현대의학이 모르는,
그래서 우리가 꼭 알아야만 하는
다시 쓰는 상한론 傷寒論

감기에서 백혈병까지의 비밀

감기 · 신부전 · 심장 판막증 · 소아당뇨병
가와사키병 · 자가면역질환 · 백혈병

약사 · 한약조제사 김성동 지음

전세계 현대의학계에 던지는 충격적인 반론서

다국적 제약기업에 보내는 한 전문약사의 진언眞言
지금까지 현대의학이 난치나 불치로 여겨왔던 질병들이 사실은
우리가 무심결에 먹어왔던 해열진통제와 예방 백신 때문이었다
현대의학이 원인과 치료법을 몰랐던 질병에 대한 해답

건강신문사
www.kkds.co.kr

암의 재발과 전이를 억제시키는

통합의학적
암 치료 프로그램

최옥병·박성주·양영철 編著

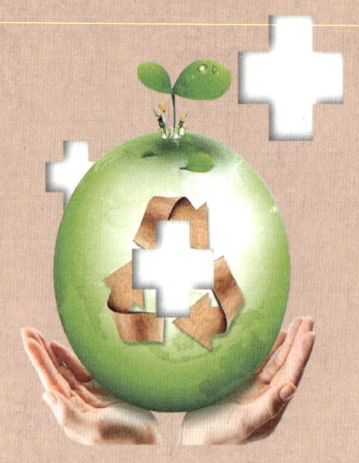

암의 진행을 억제하고 부작용을 최소화할 수 있는 프로그램은
현대의학적 치료와 함께 반드시 병행되어야 합니다.

건강신문사
kksm.co.kr

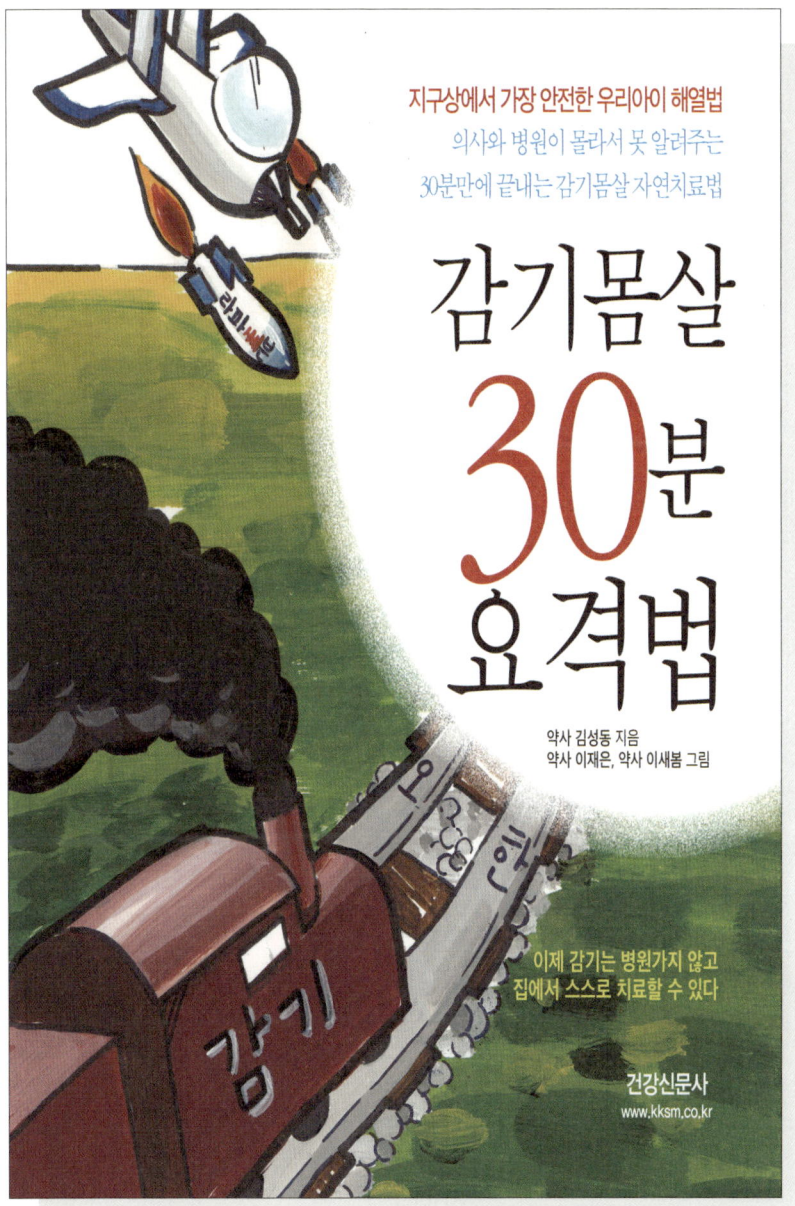

지구상에서 가장 안전한 우리아이 해열법
의사와 병원이 몰라서 못 알려주는
30분만에 끝내는 감기몸살 자연치료법

감기몸살 30분 요격법

약사 김성동 지음
약사 이재은, 약사 이새봄 그림

이제 감기는 병원가지 않고
집에서 스스로 치료할 수 있다

건강신문사
www.kksm.co.kr

셀레늄의 의학적 기전과 임상효과

최옥병 · 한세준 · 김성환 · 박성주 · 강종옥 편저

아셀렌산나트륨은
"영양원으로써 보충될수 없는 임상적으로 증명된 셀레늄 결핍 질환의 치료법"이다. (독일, 영국, 스위스 의약품집 수록)

셀레늄 결핍 질환은 소화·흡수 장애로 인한 영양실조(비경구 영양요법)와 다양한 질환 (암, 패혈증, 독성물질로 인한 장기 손상, HIV, 퇴행성 신경 질환, 만성 염증성 질환, 류머티즘 관절염 등)의 결과로 나타날 수 있다.

건강신문사
www.kksm.co.kr

아토피·건선 99% 치료법

아토피·건선 99% 치료법

아토피·건선치료 최종 답!
유산균 세포교정요법

약사·한약조제사 **김성동** 지음

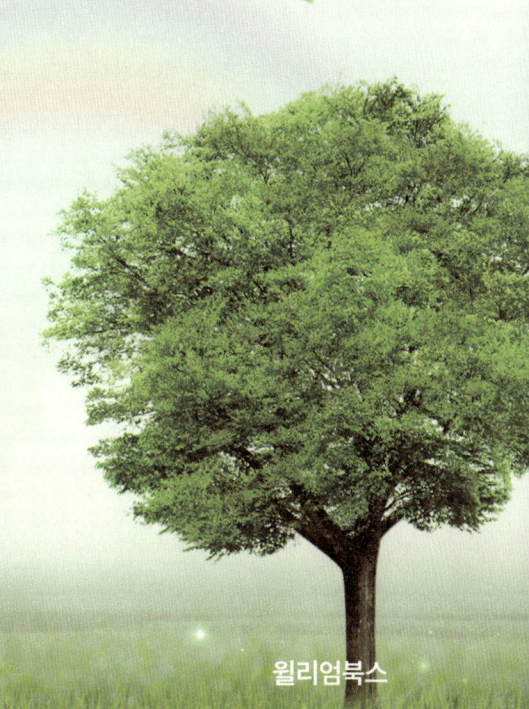

윌리엄북스

| 머리말 |

아토피 건선 99% 완치 이론과 실천방법

　미래에서 온 액체형 금속인간 T-1000이 용광로에서 최후를 맞이하면서 자신과 접촉했던 모든 사람의 형상으로 한 번씩 명멸하던 '터미네이터2'의 마지막 장면처럼, 아토피 건선도 쌓여있던 노폐물이 몸밖으로 빠져나가면서 그 동안 겪었던 다양한 염증반응들이 한 번씩 일어났다가 사라지는 과정을 반복한 다음에야 치유라는 목적지에 도달하는 질병이다. 최복자 삼역연구회 회장님의 표현처럼 모든 재앙이 빠져나간 상자 안에 남아있는 희망을 발견하는 과정이기에 아토피 건선은 '판도라 상자'같은 질병이다.
　동서의학을 동원한 시도로도 극복할 수 없었던 지극한 아토피 건선을 99% 완치하는데 필요한 이론과 실천방법을 이 책에 담았다. 나머지 1%의 아쉬움은 정신적 트라우마가 결부된 경우에 해당하는 오차라 여겨진다. 그러한 특수상황이 아니라면 극심한 아토피 건선인 경우라도 이 책은 돌파구가 되어줄 것이라 믿는다.

이 치료법이 보다 많은 사람들에게 적용된다 하더라도 필자가 경험한 재현성과 차이가 없을 것이다.

질병치료는 어떤 단일성분이 펼치는 판토마임이 아니다. 아토피 건선 치료 역시 형이상학, 형이하학이 어우러진 종합예술이다. 질병은 정신의 상태와 모양이 육체를 캔버스삼아 투사된 결과이기 때문이다.

이 책에 실린 원리가 다른 증상, 다른 질병 치료에도 적용되어 삶이 질병에 태클당하지 않고 순항할 수 있기를 바란다.

우리에게 병이 생기는 조건은 두 가지다.
첫째 필유이무必有以無, 우리 몸에 있어야 할 것이 없을 때,
둘째 필무이유必無以有, 우리 몸에 없어야 할 것이 있을 때,
이것이 전부다.

현대의학이 첨단 연구설비를 보유하고 막대한 자본을 투입하면서도 일부 감염질환을 제외하곤 '감기에서 백혈병' 구간 내의 질병에 대해 뚜렷한 치유법을 내놓지 못하고 있는 이유와 앞으로도 그럴 수 밖에 없는 이유는 위 두 가지 질병 발생원인을 치료법 개발과정에서 염두에 두고 있지 않기 때문이다.

1910년대부터 미국에서 출발한 약물 주도적 치료법이 미국-일본-한국형 의료 패러다임을 만들어 놓았다. 제약산업은 애초부터

disease^{dis + ease: 편치 않은 상태}를 면하는 수준에 약물 개발목표를 맞춰 놓았기 때문에 root cure^{근본치유}에 도달하는 방법에 대해서는 현명한 답을 제시하지 못하게 되었다.

필유이무, 필무이유 이 두 가지를 해결한다면 아토피 건선은 물론 선천적 질병이 아닌 모든 질병은 예방할 수 있으며 비가역적 손상을 입지 않은 상태라면 모든 질병은 치료될 수 있다.

비방이라고 하는 갖가지 치료방법들이 소개되고 있지만 만약 근원적인 치유법이라면 그것이 어떤 것이든 '필유이무/필무이유' 테두리를 벗어나지 않는다.

정신적 트라우마나 그로 인한 경맥과 오행의 손상, 경추가 틀어져서 발생한 질병도 없어야 할 트라우마와 틀어짐이 있었기에 발생한 필무이유형 질병이다.

아토피 건선 역시 필유이무/필무이유, 이 두 가지 조건이 개입하여 만들어졌기에 당연히 이 두 조건을 해소하면 예방은 물론 치료될 수 밖에 없는 신기루형 질환일 뿐이다.

경질환으로부터 생존율 10% 미만인 응급상황에 이르기까지 다양한 임상상태를 접해온 필자는 기존에 없던 것은 새로이 만들고 기존방법으로 부족했던 것은 채워서 '감기에서 백혈병'에 이르기 까지 재현성 높은 표준치료법 마련에 적지 않은 노력을 기울여 왔다.

그 일련의 과정으로 아토피 건선 완치를 목적으로 이 책을 쓰게 되었다. 하지만 이 책에서 소개한 방법을 적용하다 보면 단순히 피부질환 치료에 그치지 않고 알러지성 비염, 알러지성 천식을 위시한 다양한 질병이 치유되는 경험을 하게 될 것이다. 이유는 우리 몸은 각 조직이 분리된 독립체가 아닌 통합체이기 때문이다.

　이 책을 통해 아토피 건선 치료에 있어 꼭 있어야 할 '필유이무'가 무엇인지, 없애야 할 '필무이유'는 무엇인지 알게 될 것이다. 그러면 치유는 시작된 것이며 결과는 '온전치유'다.
　오매불망 백혈병 환자의 통증 제어방법을 찾고 있던 필자가 작은 약국 상담공간에서 백혈병 환자의 지극한 통증을 제어할 수 있는 방법을 찾을 수 있었던 것은 연관 학문을 통합, 경맥요법을 창안하신 김재호 선생님의 선각이 있었기에 가능하였음을 밝히며 감사드린다.

2016년 3월
선리치 약사 김성동

차례

| 머리말 | 4

1 **소장이 뇌를 통제한다**   13
    13 · 백혈병 통증 제어시스템 발견
    14 · 인체는 서로 연결되어 있다 장-뇌-피부 축 gut-brain-skin axis 이론
    16 · 면역시스템의 배후, 소장
    18 · 소장이 뇌를 통제한다. 소장경-뇌 통제론

2 **장건강이 간건강, 간건강이 전신건강**   25
    27 · 순망치한, 질병은 도미노 현상
    30 · 간 검문소 동양혈관 sinusoid capillary, 검문 헌병 쿠퍼세포
    31 · 쿠퍼헌병이 놓친 독소 처리 시스템

3 **장은 필름, 피부는 스크린**   35
    36 · 스크린의 문제인가?, 영사기 필름의 문제인가?

4 **몸이 1,000냥이면 장은 300냥**   37

5 **아토피 건선, 뿌리는 하나**   39
    40 · 정당방위와 과잉방위
    44 · 해바라기 건선피부

6 **요즘은 왜 아토피가 이리도 많이 생기는 것일까?**   46
    46 · 흙을 멀리한 대가, 아토피 피부염
    49 · 태양빛이 준 선물 비타민D 부족증, 아토피 피부염
    51 · 제왕절개와 분유수유가 아토피 피부염 원인

7 **아토피 건선 가속페달**   54
    54 · 식품이 아닌 식품첨가물
    56 · 다음 날 확인할 수 있는 스트레스와 수면부족의 영향
    57 · 염증을 활성화 하는 활성산소
    57 · 공든 탑을 무너뜨리는 합성계면활성제

8 **아토피 건선 영양치료법**   59
    60 · 구조화에 필요한 영양소
    64 · 구조유지에 필요한 영양소
    65 · 면역안정화에 필요한 영양소
    65 · 면역관용에 필요한 영양소
    67 · 면역반응 차단과 히스타민 분해에 필요한 효소

9 **간편한 만큼 효과적인 '유산균 7일 해독요법'**   69
    71 · 절식 2일
    72 · 해독 영양죽 섭취 기간 5일
    73 · 그 밖에 해독영양죽에 넣으면 좋은 야채

10 **아토피 건선 식이요법**   74

11 **숨은 기폭장치 랑게르한스 세포**   78

12 프로바이오틱스(유산균)는 어떻게 아토피 건선을 잡을까?   81
　　81 · 무너진 둑을 막는 프로바이오틱스
　　86 · 평화유지군 유산균
　　90 · 해묵은 갈등을 풀어주는 현명한 중재자, 프로바이오틱스
　　92 · 유산균의 동반자 비타민D

13 알러지에도 가짜가 있다   94
　　95 · 시금치 녹차로도 알러지가 생길 수 있다

14 아토피 건선 완치를 2% 부족하게 만드는 것 1·새집증후군   97

15 아토피 건선 완치를 2% 부족하게 만드는 것 2·중금속 오염   99
　　100 · BMI(kg/m2), 미의 기준인가?, 비만의 기준인가?
　　103 · 중금속 해독 방법

16 아토피 건선 완치를 위해 넘어야 할 허들 1   107
　　111 · 유해균이 미생물임을 의심케 하는 정족수 인지 quorum sensing
　　112 · 도시설계사 유해균
　　113 · 철옹성 생체막을 해체하는 방법

17 아토피 건선 완치를 위해 넘어야 할 허들 2   116
　　117 · 스트레스 반응 2가지
　　118 · 스트레스가 몸에 끼치는 영향
　　121 · 주연 : 5장 6부, 조연 : 부신
　　123 · 또 하나의 조연, 갑상선
　　124 · 악어와 악어새, 부신과 갑상선
　　125 · 부신과 갑상선을 살리는 영양소

18 아토피 건선 완치를 위해 넘어야 할 허들 3   132

134 · 위장관 산성도를 회복하는 방법
135 · 소장내 세균 과증식 SIBO: small intestinal bacterial overgrowth
136 · 수소 우세 SIBO와 메탄 우세 SIBO
137 · SIBO, 누가 일으키는가?
141 · SIBO로 인한 후유증
142 · SIBO 치료에 도움을 주는 포드맵 FODMAP 다이어트

19 아토피 건선 완치를 위해 넘어야 할 허들 4   147

20 아토피 건선 완치를 위해 지켜야 할 4가지   150

153 · 설탕보다 해로운 과당

21 아토피 건선 완치를 위해 알아두어야 할 뜨거운 감자   156

161 · 밀과 밀가루는 다르다
166 · 글루텐 신드롬을 일으키는 또 다른 복병, 조눌린
168 · 글루텐의 또 다른 뇌관

22 아토피 건선 잡는 프로바이오틱스 요법 치험례   172

172 · 20년 된 아토피 건선 영양요법 이야기
174 · 7년된 아토피 건선 영양요법 이야기
174 · 27일 만에 이렇게 좋아졌어요! 50세 남성 전신 태선 영양요법 이야기

23 프로바이오틱스(유산균)에 대한 궁금증 7가지   176

[참고] 본문에서 아토피 피부염은 아토피로 약칭하며 프로바이오틱스유익균라는 용어가 옳은 표현이나 많은 사람들에게 프로바이오틱스가 유산균으로 인식되어 있기에 프로바이오틱스와 유산균을 같은 의미로 사용하도록 한다.

1

소장이 뇌를 통제한다
소장경-뇌 통제론

백혈병 통증 제어시스템 발견

"모든 건 이전부터 생각해 왔던 것들이다. 그 모든 걸 다시 생각해 내려니 어려운 거다."
괴테의 말이다.

지금 우리가 환호하는 건강의학 지식 대부분은 리메이크다.
건강, 의학분야에서 새롭게 등장하는 이론은 오래 전 누군가가 이미 직관으로 인지하여 적용했던 것이거나 증명해 놓은 것들이다.

2차 세계대전 연합군의 수호신이었던 페니실린은 스코틀랜드 의사 알렉산더 플레밍이 발견한 페니실리움 노타툼 penicillium notatum 이라는 푸른곰팡이에서 나온 항생제다. 그러나 플레밍 이전에 이미 고대이집트와 중국, 중앙아메리카 인디언들은 상처 감염 치료에 이 곰팡이를 사용하고 있었다.

암의 핵심 발생원인 두 가지도 이미 1900~1930년 사이 모두 밝혀졌다. 필자는 그 두 가지 이론을 결합하여 현대의학이 추종하는 유전자 손상론으로는 해명할 수 없었던 〈왜 심장·소장은 암 발생율이 가장 낮은 반면 이들과 바로 인접한 장기인 유방·대장의 암 발생율은 현저히 높은지〉에 대해 해명할 수 있었다.

인체는 서로 연결되어 있다. 장-뇌-피부 축gut-brain-skin axis 이론

필자가 백혈병 환우를 통해 발견한 소장경이 뇌를 통제하는 사실도 70년 전 존 스토크와 도날드 필스 베리가 제시한 장상태가 뇌와 피부에 직접적으로 영향을 미친다는 '장-뇌-피부 축gut-brain-skin axis 이론'의 연장선상에 있다.

이들은 우울과 불안감 등의 정신적 문제와 여드름 같은 피부증상이 오버랩되어 나타나는 현상을 설명해 주는 위장관 메커니즘을 제시하였다.

최근 들어 장-뇌-피부 축 이론은 속속 입증되고 있다.

장 미생물유익균과 유해균이 피부나 조직의 염증, 산화스트레스, 혈당, 조직 지방함유량비만, 심지어 심리상태에 까지 영향을 미친다는 사실이 밝혀지고 있다.

유익균이 유해균과 싸우는 행동대원으로, 뇌 반응을 조종하는 배후로, 인체 생리 전반에 걸쳐 관여하지 않는 곳이 없는 '약방의 감초'라는데 이젠 이견이 없는 것 같다.

소장과 소장 안의 유익균이 협업하여 펼치는 상상을 뛰어넘는 퍼포먼스는 소장이 소뇌라는 주장을 과장이라 말할 수 없게 한다.

장은 이륙 후 착륙에 이르기 까지 항공기의 안전 운항에 필요한 통신을 주관하는 관제탑 같은 기능을 하는 것으로 보인다.

미생물에 대한 기존 인식의 틀을 깨는, 뇌와 장이 쌍방향 채널을 통해 서로 긴밀한 관계를 유지하고 있다는 '뇌-장 축 이론gut-brain axis theory'이 임상을 통해 구체적으로 증명되고 있다.

장 균총의 변화가 자폐증 증상발현 정도에 직접적인 영향을 미친다거나 항생제 복용횟수가 현저히 높은 아이들에서 주의력결핍 과잉행동장애ADHD가 유발된다는 연구결과가 이젠 당연한 것으로 여겨지고 있다.

한편 아일랜드 대학의 존 크리언John Cryan 박사는 쥐에게 스트레스를 준 다음 스트레스에 저항하는 시간을 측정하였다. 그 결과 유산균을 먹인 쥐들이 먹이지 않은 쥐들보다 훨씬 오랫동안 스트레스에 저항하는 모습을 보였다고 한다. 그런데 장과 뇌를 연결해주는 미주신경내장의 대부분에 분포되어 있는 부교감신경을 잘라내면 이러한 저항작용이 사라진다는 사실을 발견하였다.

이 실험으로 그는 유산균의 효과가 장으로부터 뇌까지 영향을 미치며 장과 뇌가 서로 통신한다는 사실을 입증하였다.

정신을 안정시키고 두뇌 활동을 증가시켜 행복호르몬이라고 불리는 세로토닌의 최대 생산지 또한 뇌가 아닌 장이며 수면유도작용 이외에 염증 마스터 스위치인 NF-kappaB엔에프 카파비라는 유전자 전사인자유전자의 특정부위와 결합, 유전자의 발현속도를 조절하는 물질의 발현을 막고 자유기 청소, 면역조절 작용을 하는 멜라토닌의 농도도 장이 송과체의 400배에 달한다.

　태아가 형성될 때 가장 먼저 만들어지는 기관이 장이다. 장의 신경총은 장차 척수와 뇌로 분화된다. 장을 제 2의 뇌라고 부를 수 있는 이유다. 이렇게 장은 중추신경의 뿌리가 되는 신경기관이자 골수, 흉선에서 생산된 면역세포들을 훈련시키는 면역기관이다.

　인체에서 차지하는 장의 비중이 이러하기 때문에 '장은 단지 음식을 소화, 흡수하는 기관'이라는 제한된 인식은 장상태를 개선해야만 이룰 수 있는 근원적 질병치유를 가로막는 걸림돌이 된다.

면역시스템의 배후, 소장

　약물 개발과 임상에서 '장이 신경기관, 면역기관'이라는 사실에 대한 인식부족이 현대의학의 치료 한계로 이어진다.

　최근 여러 방송사에서 건강프로그램을 개설하면서 많은 사람들이 전체 면역세포의 70~80%가 장에 주둔하고 있다는 사실을 놀아움 없이 받아들일 수 있게 되었다. 얼마전까지만 해도 장을 소화, 흡수, 배설기관으로만 여기고 있던 사람이라면 이 사실을 처음 알게 되었을 때, '인도인이 없으면 실리콘밸리가 돌아가지 않는다'는 말을 듣게 되었을 때만큼이나 고개를 갸웃하였을 것이다.

장의 전술적 가치가 한 차원 높아지는 일이 아보 도오루 박사에 의해 이루어지게 되는데 그는 기존 인식의 울타리를 넘어선 면역학의 새로운 지경을 발견하게 된다. 그의 발견이 있기 전까지 면역학계는 골수에서 생산된 T세포가 적과 아군을 구별하는 면역임무를 수행하는데 필요한 훈련을 흉선 한 곳에서만 담당하는 줄 알고 있었다. 그는 T세포를 호위무사로 키우는 일을 장점막에서도 수행한다는 사실을 밝혀냈다.

흉선은 20대가 되면서 퇴화하게 되는데 그 후로는 흉선으로부터 바톤을 이어받은 소장이 면역세포 훈련교관이 된다. 세종시로의 청사이전과 같은 면역계의 중심이동이 20대를 경계로 이루어 지는 것이다. 이렇게 장은 흉선의 백업장치 역할도 수행한다.

창조주는 인간이 진화라는 목표에 신속히 도달할 수 있도록 뇌가 담당하는 것이 마땅할 것 같은 핵심기능 중 일부를 뇌와 먼 별도의 장소에 배치해 놓았다.

모든 중요기능이 뇌에 몰려있게 되면 뇌 용적이 커져야 하고 그리 되면 가분수가 되어 '보기에 좋았더라'는 창조주의 미적 기준을 충족치 못하게 되고 뇌가 손상을 입게 될 경우 중요기능이 동시에 정지되는 위험성을 염려하였기 때문일 것이다.

이렇게 가분수를 모면하는 창조주의 배려가 있었음에도 요즘 사람들의 머리 작은 것에 대한 열망은 새를 부러워하는 정도가 되었다.

소장이 뇌를 통제한다. 소장경-뇌 통제론

필자는 우측 손 날의 감정선이 끝나는 지점에 있는 후계라는 소장경락의 경혈에 전자기 에너지를 가해 진통제로는 가라앉지 않는 통증 때문에 잠을 못 이루고 눈물을 쏟던 22세 여대생 백혈병환우의 두통이 3초 만에 멈추는 순간을 약국에서 보게된다. 백혈병 환자를 절망케 하는 지극한 통증을 제어할 수 있는 방법을 갈망하던 필자에게 제 8의 정서, 전율이 흐르는 순간이었다. 그후 항암치료를 포기한 73세 급성백혈병 환우의 진통제 복용도 같은 방법으로 끊을 수 있었다.

소장이 뇌를 통제하고 있다는 '소장경-뇌 통제론Theory of small intestine meridian's control over the brain'은 이렇게 좁은 약국 상담실에서 발견되었다.

기존에 제기되었던 '뇌-장 축 이론'이 신경이나 호르몬, 사이토카인 등을 통해 서로에게 영향을 미치는 '쌍방향 통신이론'이라면 '소장경-뇌 통제론'은 소장경락에 흐르는 미약 전기에너지를 조절하여 뇌의 반응을 제어하는 '통제이론'이라고 할 수 있다. '소장경-뇌 통제론'은 뇌와 장이 서로 소통함은 물론 소장이 뇌를 일부 통제한다는 사실을 담고있다.

'소장경-뇌 통제론'은 백혈병성 통증을 제어할 수 있는 단초를 마련했다는 점에서 중요한 가치가 있다. 간암수술 후 2일 지난 환자에게 '소장경-뇌 통제론'을 적용하자 잠시 후 스르르 잠이 오는 경우도 있었다.

뇌는 다른 조직을 통제하고 뇌의 문제는 뇌 스스로 통제하고 있다고 여기지만 백혈병환자의 통증제어를 통해 뇌를 통제하는 일부의 기능이 소장경 선상에 존재한다는 사실이 입증되었듯이 다른 지역에도 뇌를 통제하는 곳이 존재한다는 사실을 확인할 수 있다. 비통한 마음이 들 때, 우리는 머리가 아닌 가슴전중혈: 젖꼭지 사이 정중앙에 있는 혈자리을 친다. 전중혈도 소장경과 접속되어 있다.

이렇게 뇌는 지배적이라기 보다는 피드백 시스템을 통해 전신조직과 교통하는 소통적 성향이 강하며 일부 기능에 있어서는 오히려 의존적이라고 볼 수 있다.

앞서 말하였듯이 태아의 발생과정에서 소장에서 중추신경계가 형성된다. 앞선 것소장이 뒤따르는 것중추신경계을 이끌고 통제하는 것은 어색하지 않은 일이다.

인체는 정교한 생리현상의 항상성 유지를 위해 신경과 호르몬, 사이토카인을 이용, 조직과 조직간, 세포와 세포간 통신을 유지하고 있다. 하지만 유형의 구조와 물질을 이용한 통제는 관할영역이 한정될 수 밖에 없다. 개로 양을 몰 수는 있어도 공중의 새를 둥지로 몰 수는 없는 일이다. 따라서 인체는 전 지역을 통제하기 위한 별도의 수단을 장착하고 있는데 그것이 경락이라는 회로와 오행이라는 기운영 방식이다.

경락의 흐름을 조절하기 위해 경혈이 설치되어 있는데 마치 경부선경락에 대전역경혈이 있는 것과 같다. 12 경맥*은 종으로 뻗어 가슴-손-얼굴-발을 경유하는데우주에너지라 칭할 수 있는 에너지가 모든 경맥을 한번 돌아오는데 28.8분이 걸리고 하루 50회 순라를 돈다고 한다. 이렇게 경락을 흐르는 에너지가 전신을 스캔하며 우리의 생명장life field을 조정, 정교한 생명현상을 일으키고 있다.

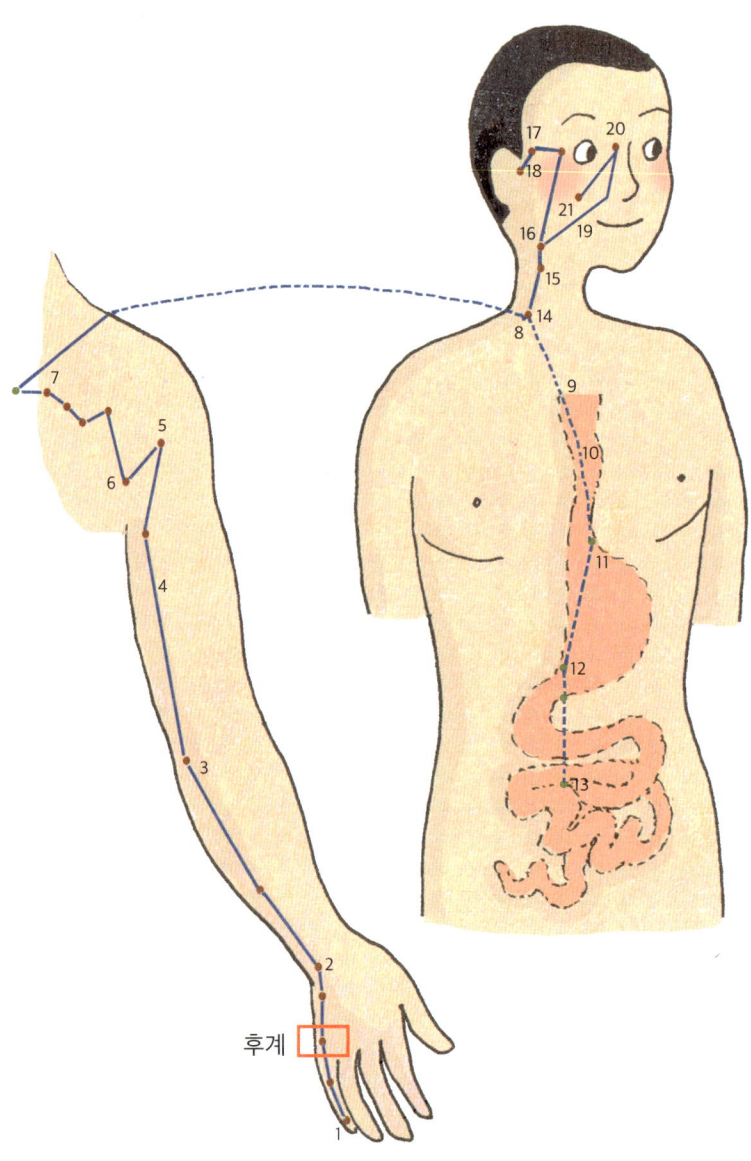

소장경은 새끼손가락 소택이라는 곳에서 시작, 후계라는 중간역을 거쳐 종착역인 소장에 연결되는 노선이다

경락에는 인체의 상하로 흐르는 경맥과 인체의 좌우로 흐르는 낙맥이 있는데 치료는 주로 경맥선 상에서 이루어진다. 이처럼 인체는 경락이라는 전자기 회로와 오행이라는 기운영 방식을 통해 인체 전 영역을 통제하고 있다.

경락은 감정과 의지가 신체기능에 반영될 수 있도록 이들을 실어 나르는 유무선 케이블이다. 이것을 증명하는 방법은 간단하다.

죽음은 3 가지를 사라지게 한다. 감정과 의지 그리고 경락이다. 경락은 주검에서는 발견되지 않으며 생체에서만 발견된다. 감정과 의지 또한 주검에서는 발현되지 않으며 살아있을 때에만 발현된다. 따라서 경락은 감정과 의지의 유통채널이라고 할 수 있다. A라는 사람이 사라지자 B라는 물건이 없어졌다면 분명 A가 B를 가져간 것이 틀림없다.

어떤 것을 확증하는 방법에는 두 가지가 있다.

하나는 그것이 맞다는 것을 증명하는 것이고. 또 하나는 그것이 틀리지 않다는 것을 증명하는 방법이다. 경락이 감정과 의지의 소통채널이라는 것은 후자에 속한다.

만약 처리해 낼 수 없을 정도로 과잉의 감정과 의지가 경락에 부하를 걸게 되면 전기 과부하가 걸린 전선줄처럼 경락도 손상을 입는다.

경락이 손상됐었는지는 경락을 소통시켰을 때 증상이 사라지는 것으로 확인할 수 있다. 전기회로에 과전류가 흐르면 회로기판의 작동이 멈추듯이, 질병은 경락을 통해 과잉의 감정과 의지가 흐르게 되었을 때 해당 경락이 관할하고 있는 조직의 기능손상이라고도 이해할 수 있다.

경락 손상으로 인해 발생한 질병은 현대의학적 치료방법으로는 효과를 보기 힘든 분야다. 우리가 원통한 일을 당했을 때, 주먹으로 가슴을 치는 것은 경락 과부하를 분산, 경락을 보호하기 위한 자구책이다.

새끼 손톱 바깥쪽에서 발원, 소장으로 흐르는 소장경맥상의 후계라는 경혈이 뇌나 기타 조직에서 발생하는 통증을 제어하는 콘트롤 스위치 역할을 하게 된 것은 우리뇌가 중요한 일을 해야만 할 때, 통증 때문에 정신을 집중할 수 없는 상황을 모면케 하기 위해 창조주가 마련한 안전장치 같다.

소장경이 통제역할을 정교하게 수행하기 위해서는 소장경 선상에 존재하는 모든 조직의 '구조 안정성'이 선행되어야만 한다. 고속철 선로가 부식되거나 지반침하가 일어난다면 고속주행을 할 수 없게 되고 해저 광케이블에 손상이 가해지면 통신망은 그 기능을 잃게 된다. 이처럼 소장경이 흐르는 소장의 구조적 안정성이 염증에 의해 훼손된다면 소장경과 관련된 뇌의 조절능력 또한 문제가 발생하게 될 것이다. 이것이 소장의 구조안정성을 확보해야 하는 이유다.

이렇게 중요한 소장의 구조안정성이 장내 유익균과 유해균 간의 세력균형에 달려 있으니 프로바이오틱스를 섭취하는 일은 선택이 아닌 필수다.

특히 장을 손상시키는 술, 진통제, 항생제, 호르몬제, 고기집 회식을 가까이 하고 있다면 유산균 섭취는 집착수준이 될 필요가 있다. 인스턴트 식품이 해로운 이유 중 하나는 그것을 섭취하여 소장 점막 구조에 손상이 일어나면 그로 인해 소장경 회로도 손상을 입게 되기 때문이다.

'소장경-뇌 통제론'상 술고래는 바른 정신을 소유할 수 없고 반사회적 인격장애인의 장은 그 구조가 온전할 리 없다. 그들이 머무는 집에는 장 건강에 해로운 정크푸드가 널려있을 것이다.

한의학 약재분류상 주된 약효를 나타내는 군약君藥과 그것을 보좌하는 신약臣藥이 있다. 경락에도 그러한 것이 있다면 소장경이 군경君經이 되고 나머지 11경은 신경臣經이 될 것이다.

자폐증이 유산균 대량요법으로 치료된 여대생 임상례가 소개된 적이 있다.

유산균의 역량이 단순히 배변을 원활케 하고 장을 깨끗이 하는 차원이 아닌 뇌신경계 질환에도 큰 역할을 하고 있다는 것이 증명된 예다. 감사한 것은 피부질환 치료를 성공적으로 이끈 유산균요법을 통해 질병치료시 소장기능 개선이 얼마만큼 중요한지를 파악할 수 있게 된 점과 그것이 단초가 되어 소장경이 뇌를 통제한다는 실마리를 찾을 수 있었던 점이다.

단순한 사실로부터 얻는 영감과 인식의 확장, 이 보다 더한 유희가 있을까?

인체의 항상성을 건드리는 모든 자극이 스트레스라고 말한 저명한 '스트레스 범적응 증후군' 주창자 한스 셀리에 박사는 다음과 같이 말했다.

"미지의 대 발견에 현미경 따위는 필요치 않다. 직감과 사물을 관찰하고 파악할 수 있는 시각이 중요할 뿐이다."

 필자가 약국의 작은 공간에서 이룬『한의학 원전, 상한론의 재해석과 정립』,『암 발생이론 정립』,『소장경-뇌 통제론』등의 의료사적 발견들에 1982년 영면한 그가 보낸 응원의 메시지다.

2

장건강이 간건강,
간건강이 전신건강

소장 표면적은 중형아파트 면적인 약 60평$^{200m^2}$정도 되는데 그곳에 400~500종, 100조 개의 미생물이 뒤엉켜 살고있다.

그들이 사는 장 점막은 1개 층으로 된 상피세포로 덮여 있는데 영양분 흡수와 장액분비가 신속히 이루어지기 위해 2겹이 아닌 단일 층으로 되어있다. 표면적을 넓히기 위해 표면은 양탄자의 벨벳처럼 부드러운, 키 1mm정도 되는 융모^{villi}가 깔려있는데 보드마커로 찍은 점 정도의 면적인 1mm^{2}당 20~40가닥 정도가 나있다.

이렇게 얇고 연약하기 때문에 장점막은 물리적 마찰이나 독소에 의해 손상되어 장누수가 발생하기 쉬운 구조적 취약성을 안고 있다. 그래서 장 점막세포의 재생주기는 5일 이내로 짧다.

일반승용차의 타이어 교체 주기가 4만 km인 반면, F1 경주차는 310km 트랙을 도는 동안 슬랙 타이어를 3차례나 바꿔야 한다. 이

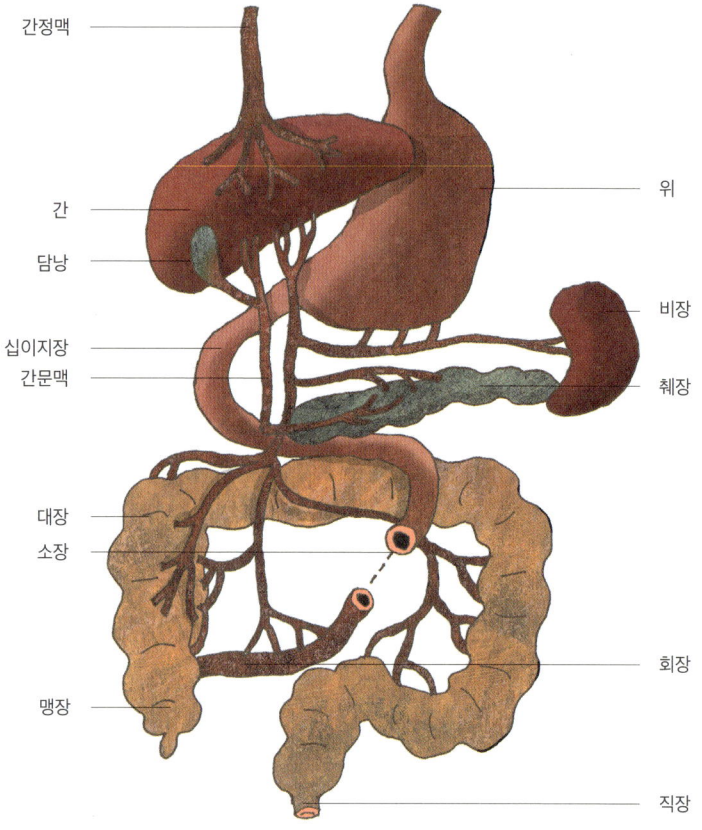

처럼 피부세포의 재생주기는 28일인 반면, 구조적으로 약한 장점막은 음식물과의 물리적 마찰로도 빨리 닳아 없어지기 때문에 5일 만에 재빨리 다시 생겨나야만 한다.

그런 장점막이 장관 내에 포진해 있는 세균, 곰팡이, 기생충이 발생시키는 독소와 대사독소가 장 안쪽으로 유입되지 못하도록 방어벽과 필터 역할을 수행하고 있다. 연약한 장점막이 인체안보의 최전선을 책임지고 있는 것이다.

국경수비가 무너지면 국가 존립이 위태로와 지듯 최전선 장이 무너지면 전신건강도 위협받게 된다.

순망치한, 질병은 도미노 현상

옆 그림은 질병 예방과 치료시 유념해야 할 것이 무엇인지 잘 보여주고 있다.

우리가 섭취한 음식은 위, 소장십이지장~회장, 대장맹장~직장을 거쳐 배출된다. 위~대장에 이르는 장기는 모두다 간문맥을 통해 간에 연결되어 있고 간을 통과한 물질영양소+독소은 간정맥을 통해 심장으로 유입되어 전신으로 퍼져 나간다.

장 ➜ 간 ➜ 심장 ➜ 전신

이렇게 장에서 무엇이 흡수되는가에 따라 간건강과 전신건강이 좌우된다. 질병은 장이 무너지면서 이후 장기가 차례로 무너지는 도미노 현상이다. '입술이 없으면 이가 시리다'는 뜻의 고사성어 '순망치한'은 장과 간의 관계를 설명하는 말이기도 하다.

베이스 없는 1루가 존재할 수 없듯이 장 건강이 뒷받침 되지 않은 간 건강은 기대할 수 없다. 또한 '장-간 공조체제'를 정상화 하지 않은채 질병에서 벗어나는 방법 역시 기대할 수 없다.

〈장-간〉, 이 길을 건강에 이르는 활주로로 사용할 것인지, 질병의

나락으로 떨어지는 낭떠러지로 방치할 것인지는 우리의 선택에 달려있다. 해열진통제, 항생제, 호르몬제, 제산제, 설탕, 술, 스트레스 등에 장기간 노출되면 장내 세균간의 균형이상dysbiosis, 소장내 세균 과증식증SIBO: small intestinal bacterial overgrowth, 곰팡이 균에 의한 칸디다 증 등이 발생하게 되어 아래 그림과 같은 악순환의 고리가 형성되고 심각성이 증폭된다.

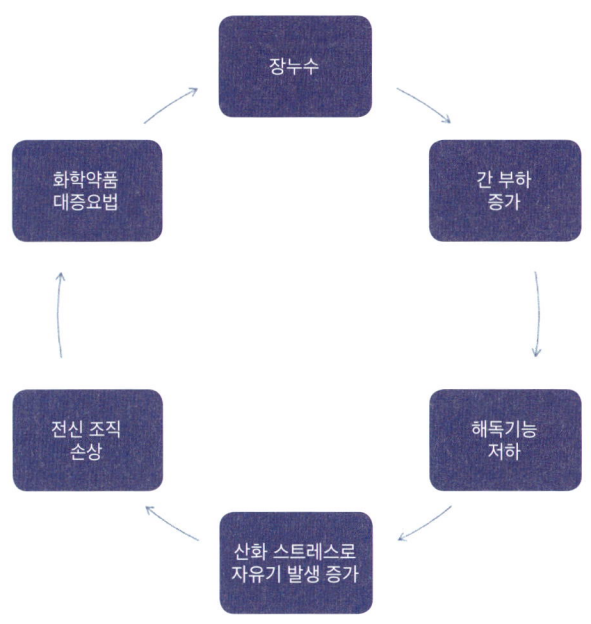

조직에 손상이 일어나 증상, 질병이 발생하게 되었을 때 영양소를 동원, 구조를 복원하여 기능을 되살리지 않고 화학약물요법을 선택하게 되면 악순환의 고리는 점점 더 견고해진다.

장과 간 건강은 대규모의 엄청난 무엇이 동원되어야 이루어지는 것이 아니라 일상의 소소한 습관으로 지켜나갈 수 있다.

  매일 10분 운동, 유산균과 4~5 종의 영양소 섭취, 굽고 튀긴 음식은 일주일에 한 두번 맛보기, 금연과 절주. 이러한 작은 실천이 장, 간 건강뿐 아니라 평생 전신건강 유지에 있어서도 큰 지지력을 발휘할 것이다. 병들지 않는 노화도 작은 실천으로 가능하다. 생각은 게으름을 낳지만 실천은 작아도 깨달음을 낳는다.

  모든 일이 그렇듯 질병치료에도 순서가 있다. 어딘가 건강치 않다면 장 건강을 먼저 살펴보아야 한다. 변비나 설사가 있을 때에만 장을 개선해야 하는 것은 아니다. 장과 거리가 먼 곳에 문제가 생기더라도 장과의 연관성을 늘 염두에 두어야 한다. 유산균을 수비수 삼아 장건강을 지키도록하는 것은 필자뿐만 아니라 노쇠의 원인을 장내세균 독소에 돌렸던 선각자의 제안이기도 하다.

> "죽음은 장에서 시작된다 Death begins in the colon"

  장내 유익균의 중요성을 가장 깊게 최초로 인식했던 메치니코프 박사가 한 말이다. 필자의 슬로건인 '장건강이 전신건강' 보다 과격한 표현이지만 틀리지 않는 말이다.

간 검문소 동양혈관 sinusoid capillary, 검문 헌병 쿠퍼세포

장을 한강의 발원지인 검룡소라 한다면 간은 팔당댐에 해당한다. 상수원과 팔당댐 수질이 좋다면 가정에 공급되는 물 또한 맑을 것이다. 장과 간 건강, 그 다음이 전신건강이다. 이 순서는 바뀔 수 없는 고정된 인과관계다.

간 해독기능을 정상적으로 유지하는 일은 아토피 건선 뿐아니라 모든 질환치유에 있어 핵심 선행조건이며 치유 가속조건이다.

간의 첫번째 중요기능은 혈액 여과기능이다. 1분당 전체 혈액의 30% 1.5리터가 간을 통과하므로 4분이면 전체 혈액 5리터가 간을 거쳐 나가게 된다. 장에서 유입되는 혈액에는 세균과 세균의 내독소, 항원-항체복합체, 독성물질 등이 섞여 있기 때문에 독소를 여과하는 것은 인체 방어에 있어 매우 중요한 요소다.

이러한 독성물질의 색출, 처리는 간 초입에 설치되어 있는 동양혈관 단백질 출입이 쉽게 일어날 수 있도록 구멍이 숭숭뚫려 있는 간에 존재하는 특수한 모양의 모세혈관이라는 검문소에서 근무하고 있는 쿠퍼세포 kupffer cell, 동양혈관 내 피세포의 30%를 이루고 있는 붙박이 대식세포라는 헌병에 의해 이루어진다.

간 기능이 정상적으로 작동하면 99%의 세균과 독소는 간의 초회통과시 제거될 수 있지만 약물과 스트레스, 알코올, 식품첨가물 등으로 인해 장누수가 발생하게 되면 독소유입량이 간의 여과기능을 초과하게 되어 염증이 발생하게 된다.

쿠퍼헌병이 놓친 독소 처리 시스템

간의 진입관문을 지키고 있는 쿠퍼헌병이 놓친 독소는 간세포 내에 있는 후방부대인 1차 해독과정phase I metabolism을 통과하게 된다.

대부분의 독소는 지용성 독소로 1차 해독과정을 거친 후 2차 해독과정phase II metabolism을 통해 체외로 배출된다. 1차 해독과정이 원활히 작동하지 않아 지용성 독소가 배출되지 않고 세포의 지방층에 쌓이게 되면 피부, 간장, 신장, 심장, 뇌, 폐, 내분비계 조직에 손상이 일어난다. 조직손상으로 인한 조직의 호흡손상이 장기간 방치되면 정상조직이 암세포로 변성되기 시작한다.

1차 해독은 애벌빨래에 해당하는 과정으로 지용성 독소의 극성을 높여 물에 쉽게 녹을 수 있도록 하는 예비조치 단계다. 뒤 이은 2차 해독과정은 1차 과정을 통과한 중간 대사물이 더 물에 잘 녹을 수 있도록 하여 독소가 신장에서 머뭇거리지 않고 신속히 배설될 수 있도록 하기 위한 본 빨래 과정이다.

1, 2차 독소처리 과정이 원활히 작동하지 않는 상태에서 지나친 저칼로리 다이어트나 과한 운동을 하게 되면 지방이 분해되면서 지방과 결합하고 있던 독소가 유출되어 두통, 기억력감소, 위통, 오심, 피로, 현기증, 심장이 빨리뛰는 증상이 생기게 된다.

두 단계의 해독과정이 필요한 이유는 중요한 배설통로 중 하나인 콩팥을 이용하려면 지용성 노폐물이 수용성으로 바뀌어야 하기 때문이다.

1차 해독은 100여종 이상의 효소들로 이루어진 '씨토크롬 P450

효소계'가 맡아 처리한다. 1차 반응에 참여하는 효소들은 지용성 독소에 산소를 결합시켜 수용성으로 만드는 임무를 수행하는데 산소가 결합하는 순간 간은 매우 위험한 상황에 처하게 된다.

1차 해독과정에서 활성산소수퍼옥사이드: 산소분자에 전자 하나가 더 끼어있는 상태, 하이퍼옥사이드라고도 한다와 에폭시드epoxide라는 해독전보다 독성이 60 배나 강한 물질이 만들어지기 때문이다.

활성산소, 수퍼옥사이드는 SOD이 효소가 작동하려면 아연, 망간, 구리가 필요하다에 의해 과산화수소H₂O₂ 상처났을 때 약국에서 구입하는 소독약로 바뀌고 과산화수소hydrogen peroxide는 글루타치온퍼옥시다제라는 효소가 지니고 있는 셀레늄에 의해 베어지는 순간 물로 변한다.

만약 글루타치온퍼옥시다제가 미처 제거하지 못한 과산화수소는 지방산이나 콜레스테롤을 노화의 주범인 과산화지질lipid peroxide로 만들어 놓는다. 더 큰 문제는 과산화지질이 세포막의 지방이나 P450효소와 접촉하게 되면 쥬라기 공원의 사악한 벨로시랩터 같은 히드록실 라디칼OH • : OH 에서 전자하나가 빠져나가 중성화된 상태이라는 무시무시한 세포파괴자를 만들어 놓는다는 점이다.

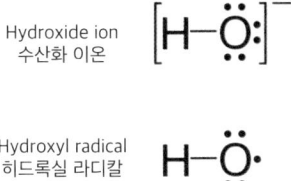

Hydroxide ion
수산화 이온

Hydroxyl radical
히드록실 라디칼

글루타치온이 없다면 간을 비롯한 장기는 아비규환이 된다. 골수

질환 백혈병도 글루타치온이 부족한 상태에서 고열에 해열진통제를 과량복용한 결과다.

글루타치온퍼옥시다제 덕으로 과산화수소로 인한 하이드록실 라디칼 소요사태를 가까스로 모면한 간은 숨 돌릴틈도 없이 1차 해독과정이 만들어 놓은 에폭시드_{산소 원자 1개가 탄소원자 두개와 결합하고 있는 화합물}라는 또 한 무리의 악당을 처리해야 한다. 산너머 산이다. 간에서 벌어지는 일만 보아도 '삶은 고해'라는 석가모니의 독백은 맞는 말이다.

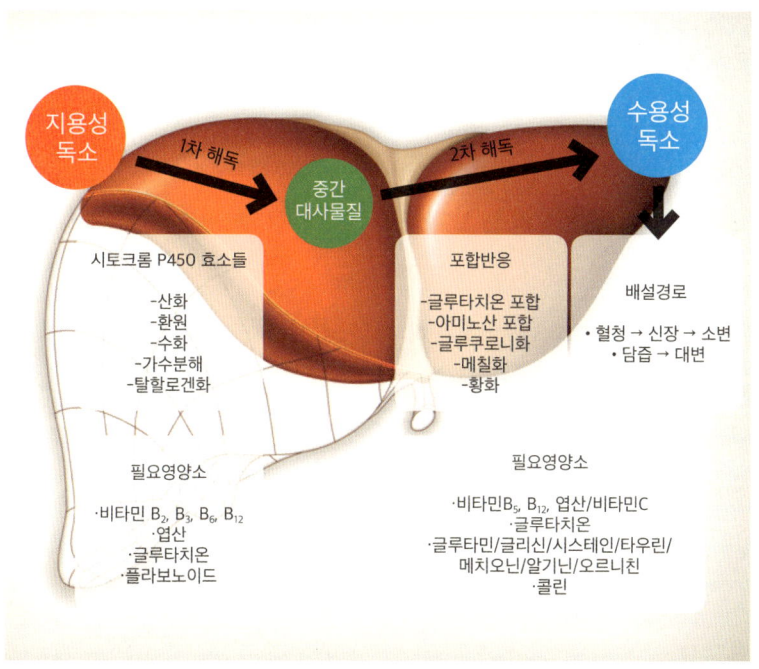

이 악당은 2차 해독과정에서 포합이라는 6종류의 화학반응을 통해 처치된다. 포합은 물에 녹기 어려운 독소나 약물에 어떤 물질을

결합시켜 배출이 쉽게 될 수 있도록 수용성으로 만드는 생체내 반응을 말한다.

간의 1, 2 단계 해독을 원활히 하기 위해서는 위 그림에서 처럼 다양한 영양소가 공급되어야 하는데 1단계 해독과정에는 비타민B군이, 2단계에는 비타민B군 이외에 글루타치온과 다양한 아미노산글라이신, 글루타민, 시스테인, 메티오닌, 타우린, 아르기닌, 오르니틴, 황, 콜린 등이 공급되어야 한다.

간 해독에서 가장 신뢰할 수 있는 주역은 장기에서 차와 포에 해당하는 글루타치온이라는 수퍼맨이다. 글루타치온은 수은, 납을 처리하는 중금속 해결사이자 1차 해독과정에서 발생한 활성산소를 중화하는 최고의 항산화제이며 시한폭탄 에폭시드를 제거하는 폭탄제거반이다. 또한 담배연기와 알코올, 항암제, 살충제의 공격으로부터 인체를 보호하는 보디가드이기도 하다.

슈퍼맨 글루타치온은 글리신과 글루탐산 사이에 황아미노산인 시스테인이 끼어있는 샌드위치 형태의 펩타이드 구조물이다. 이 슈퍼맨을 위해 특히 마그네슘이 필요하다. 마그네슘이 빠지면 글루타치온 생성율이 줄어들기 때문이다.

1차 해독에 동원되는 영양소는 야채와 과일에서 구할 수 있다. 2단계 해독을 위한 영양소아미노산는 육류에서 공급받는 것이 효율적이다. 건강을 유지하기 위해 음식을 골고루 섭취해야 하는 이유를 해독과정에서도 찾을 수 있다.

3

장은 필름, 피부는 스크린

 70년대 필자의 고향 홍성에는 영화관으로는 유일하게 동보극장이 있었다.

 가장 번화한 곳에 있어서 만남의 광장으로 통했지만 서울에서 개봉된 영화를 보려면 때로는 반년을 넘게 기다리는 일도 있었다.

 당시 시골극장은 개봉관으로부터 수명이 다한 필름을 배급받는 형편이어서 필름에 난 스크래치 때문에 태양이 작렬하는 사막도 스크린에는 장대비가 내리는 장면으로 바뀌는 기적이 일상이었다. 영사기가 고장나는 대형사고도 심심치 않게 일어났지만 영화를 볼 수 있다는 설레임은 어떤 불편도 넉넉히 감수할 수 있게 해주었다.

 아직 그 잔상이 깊게 남아있는 시골 영화관에 대한 어릴 적 기억이 약물치료 시스템의 한계와 문제점을 비유하여 설명하기에 적절한 표현이란 생각이 들었다.

스크린의 문제인가?, 영사기 필름의 문제인가?

　스크린에 비가 내리건 스크린에 영상이 나타나지 않건, 그 모든 문제는 영사기와 필름의 문제이지 스크린의 문제가 아니다.

　내과학이 감기를 포함한 대부분의 임상영역에서 뚜렷한 치료법을 정립하지 못하고 있는 것은 영사기와 필름의 문제를 스크린의 문제로 착각하는 지남력 부족때문이다. 저격수를 저격하려면 총알이 박혀있는 탄착점에서 탄환 발사원점으로 시선을 옮겨야만 한다.

　아토피 건선은 결과적으로 피부질환이지만 원인적으로는 장과 간의 질병이다. 아토피 건선에 대한 답을 피부에서 찾을 수 없는 이유다. 속히 질병의 원점인 장, 간으로 시선을 옮겨 해결의 실마리를 찾아야 한다. 불완전 연소로 인한 매연문제가 머플러의 잘못이 아니듯 아토피 건선이란 문제를 피부에게 물을 수 없는 일이다.

4

몸이 1,000냥이면 장은 300냥

옛말에 몸이 천냥이면 간은 900냥이라는 말이 있다.

간이 몸 건강의 중심축임을 간파한 말이다. 간은 합성, 해독, 혈액저장, 면역기능 등 우리 몸을 지탱하는 중추기관 역할을 하고 있으니 바위에라도 새겨둘 말이다.

하지만 이제는 간에 쏠려 있던 무게를 장과 부신으로 분산시켜야 하는 시절을 살고 있다. 옛말에 틀린 말이 없다지만 시대가 바뀌어 부분 수정이 불가피한 일이 생겨나고 있다. 건강에 관해서도 마찬가지다. 이제는 몸이 1,000냥이면 간 300냥, 장 300냥, 부신도 300냥이라 고쳐 말해야 할 시점이 되었다.

장이 300냥인 이유는 장점막에 면역세포의 70~80%가 주둔하고 있고 회장에는 공항검색대와 같은 파이어 판Peyer's patch이라는 외부 물질 검색대가 설치되어 있어 외부침입자에 대한 항체를 생산, 항체 풀antibody pool을 만들어 인체를 방호하고 있다.

또한 소장과 연결된 소장경은 뇌를 통제하고 있으니 소장은 중추 통제기관이기도 하다. 이에 대해서는 1장 '소장경-뇌 통제론'에 상세히 설명하였다.

장에는 우리 몸을 구성하는 체세포 숫자와 맞먹는 유익균이 주둔하고 있으면서 비타민 합성특히 부족시 빈혈을 유발하는 비타민B_{12}나 혈액응고에 반드시 필요한 비타민K는 체세포에서 합성되지 않으나 유산균은 합성가능하다, 아미노산 생산, 미네랄 흡수촉진, 장점막 보호, 해독, 유해균 억제, 혈압조절, 항생물질 분비, 종양성장 저지 등 체세포가 감당하지 못하는 대사기능과 체세포 방어기능을 수행하고 있다.

혈관을 흐르는 피 속의 화학물질 중 절반 이상이 미생물 활동에서 얻어지고 있고 우리가 섭취한 칼로리 중 15% 정도는 결장 안의 박테리아가 추출해준 것이라 하니 유익균총은 하나의 엄연한 기관으로 대접 받을 자격이 충분하다.

유산균의 다양하고 핵심적인 기능이 파악된 만큼 '유산균'에게 '유산세포' 작위를 수여하는 것이 적절한 논공행상이라 하겠다.

5

아토피 건선, 뿌리는 하나

아토피atopy는 '원인을 찾기 어려운'이란 뜻의 그리스어 '아토포스 atophos'에서 유래되었다.

아토피라는 단어가 생겨난 당시에는 말 그대로 아토피는 '원인을 찾기 어려운 수수께끼'였겠지만 지금은 아토피 피부염, 알러지성 비염, 알러지성 천식의 발생원인이 알러지 반응에 있으며 알러지 반응을 통제할 수 있는 유효 메커니즘이 밝혀졌기 때문에 그만큼 공략하기 쉬운 완치대상이 되었다. 건선 역시 출구의 비밀번호를 손에 넣게 되어 더 이상 열리지 않는 문을 두드리는 수고를 할 필요가 없게 되었다.

정당방위와 과잉방위

침입한 도둑을 내쫓는 것은 정당방위이지만 도둑을 혼수상태에 빠뜨리는 것은 과잉방위다. 아토피 피부염을 일으키는 알러지반응과 건선의 원인으로 지목되고 있는 자가면역반응 모두 정당방위 선에서 그쳐야 할 면역반응이 도를 넘어 자신에게 해가 될 정도의 과잉 면역반응으로 비화된 결과다.

아토피와 건선의 공통 발생원인은 '면역세포의 과잉방위'이며 따라서 해결책은 정당방위 수준으로 면역반응을 안정시키는 것이다.

아래 그림에서처럼 아토피 피부염과 건선은 도움 T 세포helper T cell,Th cell의 일종인 Th1 세포와 Th2 세포간의 세력균형이 깨지면서 발생하게 되는데 아토피 피부염은 'Th1 세포 세력 < Th2 세포 세력'인 상태, 즉 Th2세포 우위 상태에서 일어나는 알러지 반응이고 건선은 'Th1 세포 세력 > Th2 세포 세력'인 상태, 즉 Th1세포 우위* 상태에서 일어나는 자가면역반응이다.

* 요즘은 자가면역반응에서 Th1세포 보다 Th17세포가 주된 역할을 한다는 보고가 있는 등 자가면역 발생원인에 있어 견해차가 있다. Th17세포는 그 동안 병원균에 대한 면역기능을 수행하는 것으로 여겨져 왔는데, Th17 세포의 증식을 막았더니 자가면역질환이 개선되는 현상이 포착되면서 정설로 여겨지던 'Th1세포 주도 자가면역이론'이 흔들리고 있다. 하지만 유익균의 면역조절작용이 Th1, Th2, Th17 모두에 광범위하게 미치고 있기 때문에 누가 자가면역현상을 주도하는가에 대한 규명이 아토피 피부염, 건선해결에 있어 선결 과제일 필요는 없다. 관건은 장건강의 회복에 있다.

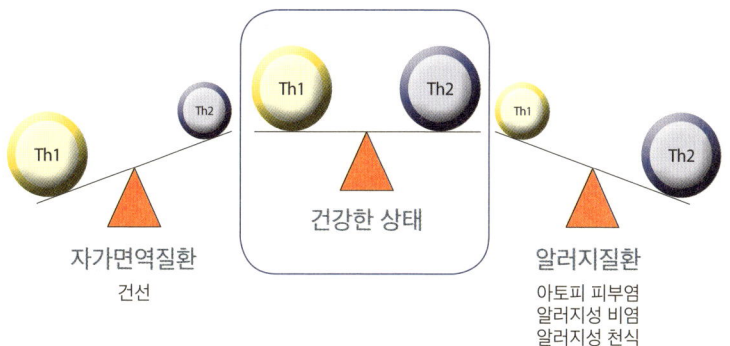

먼저 아토피를 일으키는 과잉 면역반응인 알러지 반응에 대해 알아보도록 한다. 아토피 발생의 주된 원인으로 지목되고 있는 1형 알러지 반응에 의해 초기에는 주로 히스타민으로 인한 염증반응이 일어나지만 염증반응이 만성화되면 세포막에서 유리된 염증성 프로스타그란딘proinflammatory prostaglandin과 류코트리엔leukotriene이 가세하여 염증반응이 증폭된다. 덤불에서 난 불이 숲 전체로 옮겨 붙게 되는 것이다.

초기에는 히스타민 분비를 막는 항히스타민제로 염증을 차단할 수 있지만 알러지 반응이 장기화 되면 세포막에서 PG프로스타그란딘와 LT류코트리엔 방출을 차단하는 부신피질 호르몬제를 같이 사용해야만 괴로움을 견딜 수 있게 된다.

일명 스테로이드 호르몬이라 불리는 부신피질 호르몬제는 면역기능을 억제하고 섬유아세포피부조직을 지지하는데 필요한 가느다란 단백질 실을 누에고치처럼 자아내는 세포가 새로 만들어지는 것을 차단하기 때문에 피부가 위축되고 얇아져 피부 예민도가 커지고 미세한 자극에도 피부

손상이 일어나 오히려 증상을 악화시키는 환경을 조성한다. 화학요법이 태생적 한계를 드러낼 수 밖에 없는 이유다.

아토피 피부염의 발생원인을 좀 자세히 살펴보면 다음과 같다.

인체 내에서 일어나는 알러지 반응패턴은 총 4종류인데 아토피 피부염은 그 중 2 가지가 혼재되어 나타난다.

하나는 피부 깊은 곳, 진피층에서 일어나는 1형 알러지 반응이다. 항원이 침입하여 생긴 알러지 항체IgE가 비만세포 표면에 붙어있다가 항원이 재차 침입했을 때, 그 유명한 히스타민을 분비하여 알러지 증상을 일으키는 반응이다.

1형 알러지 반응을 '도둑과 경찰 버전'으로 바꾸면, 도둑항원이 침입하여 경찰기동대IgE가 출동하였지만 범인을 잡지 못하고 집비만세포 앞에서 잠복근무비만세포에 밀착 하고 있다가 다시 출현한 도둑재 침입한 항원을 잡아 최루가스히스타민를 분사한다'로 비유할 수 있겠다.

1형 알러지 반응은 Th2 세포가 파견한 IL-4인터루킨-4라는 메신저의 지령으로 B세포가 IgE 항체를 분비하면서 발생하는 것으로 아토피 피부염, 알러지성 비염, 알러지성 천식이 이 반응에 속한다. 아토피 피부염이 좋아지면 비염, 천식이 동시에 개선되는 이유다.

IgE에 의해 점화 버튼이 눌러진 비만세포는 포문을 열어 히스타민, 류코트리엔, 세로토닌 같은 화포를 발사하게 되는데 그 결과 가렵고 코가 막히고 기관지가 수축되고 장 연동운동이 가속된다.

한편 Th2 세포에서 나온 인터루킨-5가 기생충을 공격하기 위해 기생충 전담 과립구인 호산구를 활성화 하기도 하는데 간혹 검사상 알러지 항체 수치가 정상범위 내에 있는데도 알러지성 피부반응이 나타나는 때가 있는데 기생충에 감염되어 호산구 활동이 왕성해진 때문일 수 있다.
이때는 구충제를 섭취할 필요가 있다.

두 번째는 Th1세포가 주도하는 4형 알러지 반응으로 피부의 바깥 표피층에서 일어난다. 항원에 재차 노출되어야 면역반응이 일어난다는 점에서는 1형 알러지 반응과 같지만 IgE 항체가 주도하는 1형과 달리 4형 알러지 반응에서는 Th1세포와 대식세포macrophage: 마크로파지가 중심이 되는 세포면역 반응이다.

1형 알러지 반응은 항원제시 과정없이 분 단위로 반응이 일어나기 때문에 즉시형 과민반응이라 표현하는 반면 4형 알러지 반응은 표피의 유극층에 존재하는 랑게르한스 세포항원 제시세포가 항원을 먹고 분해하는 과정이 필요하기 때문에 면역반응이 일어나는데 까지 48~72시간이 소요되므로 지연형 과민반응이라고도 한다.

항원에 재차 노출된 Th1세포가 싸이토카인신호전달자을 분비해서 대식세포를 소집, 대식세포에게 가수분해 효소를 분비토록 하여 조직손상을 일으킨다.

결핵균 감염여부를 판정하는 투베르쿨린 반응검사는 이 4형 알러지 반응을 이용한 검사법이다.

건선은 자가면역반응으로 분류하고 있지만 자가면역현상이 먼저 일어나는 것이 아니라 면역세포에 의해 피부 과증식이 일어나면 과잉의 피부세포를 제거하기 위해 2차적으로 자가면역현상이 일어난다는 견해가 있다. 아토피 피부염에서든 건선에서든 염증이 만성화 되면 정상기능을 발휘할 수 없게 된 조직을 제거하기 위한 자가면역반응이 기동하게 된다.

해바라기 건선피부

정상피부의 성장주기가 28~30일인데 비해 건선은 3~5일로 재생속도가 정상에 비해 6~10배나 빠르다. 각질 탈락속도는 완행인데 재생속도는 특급이니 피부가 두꺼워질 수 밖에 없다. 아래 3가지 힌트를 통해 건선피부가 두꺼워 지게 되는 속사정이 햇빛결핍에도 있다는 사실을 알 수 있다.

1. 비타민D*를 건선 병소에 발랐을 때 건선증상이 개선된다.
2. 면역세포에 비타민D 수용체VDR: vitamin D receptor가 존재한다.
3. 자외선 조사가 건선치료에 유효하다.

   * 비타민D는 피부세포가 자외선-BUV-B에 노출되었을 때 생산된다.

이 세가지 사실을 연결 지으면 '피부세포의 비타민D 결핍'이 각질세포keratinocyte로 하여금 과증식을 일으키도록 면역세포를 자극하는 신호로 작용한다는 가설을 세울 수 있다. 태양전지판 수가 많을수록 태양광 발전량이 커지는 것처럼 비타민D 혈중 농도가 감소하면 비타민D 생산기지인 피부세포의 수를 늘려 비타민D 생산량을 증가시키려는 자구적 반응으로 건선피부가 두꺼워지는 것으로 볼 수 있다. 나이가 들어 피부가 얇아지면 각질세포나 섬유모세포 수가 감소하여 비타민 D 합성능력은 70세가 되면 20세에 비해 75%나 떨어지게 된다.

최근 면역학에서는 Th세포들 간의 균형을 조절하는 '조절 T세포 Tregs : Regulatory T cells 혹은 억제 T세포'라고 하는 중재자를 발견하였고 영양학에서는 유익균이 이 중재자를 활성화 한다는 희소식을 타전해 왔다. 이러한 중요 발견이 아토피 피부염과 건선의 발생원점을 정 조준하여 타격할 수 있는 가늠자와 탄환이 되어 주었다.

모든 문제의 발생 지점에서 항상 불균형 요소가 발견된다.

아토피 피부염, 건선 해결을 위한 단서 또한 면역불균형 해소에서 찾을 수 있다.

6

요즘은 왜 아토피가 이리도 많이 생기는 것일까?

면역반응은 적유해물질을 물리치는 정도로만 전투염증반응범위가 한정되어야 하는데 염증반응 중단명령을 내리는 면역조절기능에 문제가 생기면 염증은 만성화 된다. 다행히 유산균이 조절 T 세포Tregs 에게 염증중지 명령을 내리는 인터루킨-10을 생산케 함으로써 염증반응 종식에 기여한다는 사실이 임상현장에서 큰 안도감을 주고 있지만 왜, 최근들어 급격히 아토피 피부염이 만연하게 되었는지, 그 배경을 추적해 볼 필요가 있겠다.

흙을 멀리한 대가, 아토피 피부염

환경오염도 문제지만 한편으로는 지나친 위생도 문제다.

알러지 발생원인으로 최근 '위생가설'이 주목받고 있는데, 너무 위생적인 환경이 오히려 알러지를 유발한다는 과유불급에 해당하는 학설이다.

위생가설, 조금은 낯설고 고개를 갸우뚱할 이야기지만 40대라면 기억으로의 고증도 가능한 사실이다.

분명 몸에 유해하지 않은 일상 음식인데도 이에 대해 면역 과민반응알러지반응을 일으키는 현상이 현대인에게 점점 더 일반화 되어가고 있다.

왜, 수 만년 탈없이 정교히 작동되어 오던 인체 면역시스템의 식별기능에 느닷없이 고장이 발생하게 된 것일까?

인체는 이물질이라도 무해한 것음식에 대해서는 면역관용을 베풀어 면역과민반응알러지반응을 일으키지 않도록 제어시스템이 탑재되어 있는데 말이다.

서독과 동독이 통일될 무렵 서독과 동독 아이들의 천식 발생율을 조사한 결과, 동독 아이들이 서독 아이들에 비해 천식 발생율이 현저히 낮았던 이유 중 하나가 아이러니 하게도 생애 초기 감염에 노출되기 쉬운 탁아소 경험이 서독 아이들보다 동독 아이들이 9배 높다는데 있었다고 보고되었다.

탁아소 경험이 알레르기 발생에 미치는 영향성 평가와 일맥상통하는 연구가 유럽국가 3만 여명의 초등학생을 대상으로도 진행되었는데 농장과의 생활밀착도에 따라 알레르기 발생율이 달라진다는 실험이었다.

농장에서 가축과 지내는 시간이 길수록 알레르기 발생율은 떨어진다는 골자의 내용이다. 주말 농장이나 갯벌에 아이들을 데려가 마음껏 흙장난을 할 수 있도록 하면 토양 속에 숨어있는 무해한 미생물들에 아이들이 노출되어 연구결과와 동일한 효과를 거둘 수 있을 것이다.

현재 40대 이상인 분들의 기억 속에 있는 30~40년 전의 한국을 떠올려보면 위 연구결과가 타당하다는 것을 증명할 수 있다.
오히려 지금보다 식품첨가물이 더 무절제하게 사용되었고 유통기한에 대한 관념도 희박했던 시절이었는데도 '알러지'라는 용어가 그 당시 한국에서는 분명 낯선 단어였다.
원더우먼과 마징가 Z, 김일 선수의 박치기에 환호하던 필자의 어린 시절에는 울긋불긋한 식용색소들이 쫀드기, 별사탕, 아이스께끼, 눈깔사탕으로 불리던 주전부리에 버무려져 있었고 분홍색 색소에 담궜다 나온 것 같은 소세지에 밀가루를 입혀 사용기한이 지난 식용유로 튀긴 핫도그를 먹는 일은 누구도 문제삼지 않았다.
그 시절 시골학교 운동장은 비가 오면 자전거 바퀴자국이 깊게 페이는 황토 흙이었는데, 모두 그 곳에서 흙먼지를 마시고 뒹굴다가 하교길에는 곱돌을 주워 큰 돌에 이름쓰기, 도형 그리기 놀이에 정신이 팔리곤 했다. 가축을 키우고 농사를 짓는 집 아이들은 싫든 좋든 종일토록 흙 속에서 유년시절을 보내야만 했다.
이렇게 그 때 그 환경이 알러지반응이 일어나지 않도록 제어장치 역할을 담당했었다는 사실을 고증할 수 있다.
형과 함께 놀러 나간 산이나 들이, 동네 아이들과 붕어 잡으러 갔던 냇가가 제공해 준 무해 미생물들과 뒹굴 수 있었던 그 때의 환경을 접하지 못하고 자라는 요즘의 아이들은 자연이 무상으로 주는, 하지만 자연을 통해야만 성숙해지고 안정화되고 강력해지는 정교한 면역시스템을 소유할 수 없게 되었다.

태양빛이 준 선물 비타민D 부족증, 아토피 피부염

태고적 태양을 출발한 햇빛이 녹색잎을 관통, 처음 엽록소에 닿던 순간 지구생태계라는 거대한 바퀴가 돌기 시작했다. 1억 5천만 킬로미터를 달려와 가장 먼저 서둘러 식물에게 행한 일이 전분을 만들도록 한 일이었다면 햇빛이 인간에게 가장 먼저 행한 일은 비타민D라는 생화학물질을 만들도록 한 것이다.

비타민D는 시급성과 중요성에 있어서 생태계를 떠받치고 있는 전분과 의미상 맞먹는 물질인 만큼, 인체 생리작용에 있어 가장 중요한 물질임을 짐작할 수 있다.

'처음'이라는 것에 부여되는 의미는 '중요'와 '기본'이다.

햇빛과의 첫 대면에서 무엇보다 먼저 시급히 만들어져야 할 만큼 비타민D가 중요하고 기본적인 것이라면 그것이 부족해졌을 때 인체의 생명현상도 그만큼 위축되리라 예상할 수 있다. 비타민D부족 일조량 부족이 감기에서 암에 이르는 모든 질병 발생의 필요조건 중 하나가 될 수 있는 잠재성은 충분하다. 지금까지의 연구결과로도 이는 넉넉히 뒷받침되고 있다.

비타민D는 913개 유전자에 작용한다고 알려져 있다. 더 많은 연구가 진행되면 보다 많은 영역과의 관계성이 밝혀질 것이다. 비타민D 수용체VDR, vitamnin D receptor를 지닌 조직은 신장, 뼈, 부갑상선, 대식세포, 단구, 피부, 뇌, 췌장, 전립선, 유방, 태반, 대장, 폐 등 전신에 걸쳐있다.

미국 노스캐롤라이나 의대 연구팀과 폴란드 바르샤바의대 연구팀의 연구에서 비타민D 결핍자 중에서도 혈중농도가 매우 낮은 아토피 피부염 환자만을 대상으로 비타민D를 하루2,000 IU씩 3개월 투약한 결과 90% 환자에게서 14개 항목 모두에서 개선효과가 현저하게 나타났다고 한다.

서울로 통하는 한강다리마다 검문소가 있듯이 우리 몸의 골수, 비장, 편도선, 림프절, 폐, 장 등 곳곳에는 수지상 세포dendritic cell, 나뭇가지처럼 생겼다 하여 수지상 세포라 한다가 자리잡고 있으면서 우리 몸에 낯선 이물질이 유입되었을 때, 면역계가 어떻게 반응해야 할지를 알려준다.

재미있는 것은 수지상 세포가 수많은 비타민D 수용체를 지니고 있는데, 비타민D가 이들 수지상 세포의 숫자와 활성을 통제한다는 사실이다.

면역계는 태아발생시기부터 유아기 동안 우리 몸에 우호적인 것에 대해서 면역반응을 자제하도록 교육을 받는데 피아 구분 훈련장의 조교가 바로 수지상 세포다. 조교가 너무 엄격하여 적으로 간주하는 범위를 넓게 하라는 훈련을 받은 병사들은 평범한 민간인조차도 적으로 여길 가능성이 높아지게 된다.

조교를 통제하는 부대장이 부재중이라면 무고한 민간인이나 여행객이 다치는 불상사가 벌어지게 될 것이다.

이처럼 D세포조교가 비타민D부대장의 통제를 받지 않으면 면역세포들이 피아식별을 정확히 할 수 없게 되어 과민한 면역반응 즉, 알러지반응이 일어나게 된다. 자궁 안에서부터 피아식별 훈련이 시작되기 때문에 임신부의 비타민D섭취는 장차 아기의 알러지성 질환 예방에 매우 중요한 요소로 작용한다.

임신 중 충분량의 비타민D를 자체 합성할 수 있을 만큼 햇빛과 마주할 수 있는 환경과 멀어지면서 아토피 피부염 발생율은 늘어나게 되었다.

제왕절개와 분유수유가 아토피 피부염 원인

'자연적으로 낳고 자연적으로 키우는 것'은 아기의 평생건강 확보에 있어 중요한 요소다. 단, 요즘이라면 모유가 중금속에 오염되었는지를 체크해 본 다음의 얘기다.

임신 중기쯤이 되면 질 점막세포에 글리코겐이 저장되기 시작하는데 질 점막에 있던 락토바실러스균이 발효를 통해 글리코겐을 젖산으로 만들어 질내를 산성화 해놓으면 분만시 아기가 유해균을 흡입하지 않고 산도를 통과할 수 있게 된다.

자연분만을 하게 되면 아기가 산도를 통과할 때 락토바실러스균 샤워를 하게 되고 자연스럽게 삼켜진 락토바실러스균이 아직 위산이 없는 아기의 위장을 무사히 통과, 장에 정착하게 된다.

한편, 임신 후반기가 되면 유두근처에 비피더스균이 등장하는데 대장에 살고 있던 비피더스균이 어떻게 유두에 출현하게 되는지가 그 동안 수수께끼였다. 비피더스균은 혐기성 균이기 때문에 공기를 통해 전달되기 어렵고 더우기 유두는 브래지어와 속옷으로 2중 차단되어 있으니 말이다.

놀랍게도 비피더스균이 백혈구를 타고 유선경로로 이동한다는 사실이 확인되었다. 수정란의 만능줄기 세포 하나에서 시작한 생명체가 200여가지의 세포군으로 분화하면서 순서대로 장기를 만들고 연결짓는 9개월 간의 과정에 비하면 그리 놀랄 일도 아니다.

비피더스균은 유두에 산과 항생물질을 미리 분비해 두어 아기가 유두를 물게 되었을 때 황색포도상 구균 같은 병원균에 감염되지 않도록 해준다.

이처럼 제왕절개를 하고 분유수유를 하면 부동산 보다 훨씬 값진 건강을 엄마가 아기에게 상속할 수 있는 기회를 잃게 된다.

산도를 나올 때 삼킨 락토바실러스균과 유두를 빨아서 섭취한 비피더스균이 장에서 합세하여 유익균총을 이루어 유해균 보다 먼저 장점막을 선점하게 되면 자연 유해균이 억제되고 장누수 현상이 원천 차단되어 면역과민반응이 일어날 확률이 대폭 줄어들게 된다.

주의할 것은 이렇게 모유수유, 자연분만 과정을 거쳤음에도 아이에게 항생제를 먹이게 되면 공든 탑이 무너져 유익균총이 위축되므로 유산균을 사전 혹은 사후라도 보충하는 것은 매우 중요하다. 출생 후 3개월 까지가 아기의 면역확립에 특히 중요한 기간인데 이 기간 동안 항생제를 복용한 경우는 당연히 면역과민반응이 일어날 확률이 높아진다.

분유수유를 할 계획이라면 고함량 다균종 프로바이오틱스를 임신 중 섭취하고 제왕절개로 태어난 아이에게 출산 즉시 먹이는 것은 아기의 면역기초를 닦는데 매우 중요한 일이다.

건선 역시 아토피 피부염과 궤적을 같이 하기 때문에 위에서 말한 내용은 그대로 건선에도 적용될 수 있다.

7

아토피 건선 가속페달

달리는 자동차를 멈추게 하려면 먼저 가속페달에서 발을 내려놓아야 한다. 그 다음 브레이크를 밟고 엔진시동을 끄면 차는 멈추게 된다. 아토피 건선이 폭주하도록 무엇이 가속페달 역할을 하고 있는지 살펴보도록 한다.

식품이 아닌 식품첨가물

현대인이 질병과 고리로 묶이게 되는 이유 중 하나는 '식품'이라는 단어를 앞세워 발달한 식품첨가물 사업 때문이다. 식품첨가물이란 식품에 첨가해도 되는 안전한 물질이라는 뜻이 아니라 식품에 사용하면 중장기적으로 건강상 문제를 일으킬 수 있는 후보물질이라는 뜻으로 이해해야 한다.

식품첨가물의 카테고리만도 16종에 이른다.

방부제, 유화제, 감미료, 산화방지제, 화학조미료, 착색제, 발색제, 팽창제, 표백제, 살균제, 산미료, 착향료, 증점제 / 강화제, 소포제, 이형제. 증점제까지는 의미를 알겠으나 '/'이하 항목에 대해서는 필자도 그 기능을 잘 모르겠고 알고 싶지도 않다.

이들이 체내에 흡수되어 어떤 상호 화학반응을 일으킬지 아는 이는 아무도 없다. 언제나 우리가 확실히 알 수 있는 건 모르는 것이 너무 많다는 사실이다. 아이들이 즐겨먹는 소시지에만 7가지의 식품첨가물이 들어간다. 적은 양이니 문제 없다는 게 업계의 주장과 변론이지만 적은 양이니 그로 인한 문제도 작다고 볼 수는 없다.

매일 적지만 여러 가지를 함께 먹으니 심각한 일이다. 여러 종류의 약을 함께 복용하는 것에 대해선 민감하게 반응하면서도 라면과 과자에 들어간 다양한 식품첨가물을 동시에 섭취하는 것에 대해선 무감각하며 관대하다. '식품'이라는 착한 이름이 붙어 있기 때문일 것이다.

누군가 이유 없이 피곤하다는 사람이 있다면 아마도 식품첨가물이 들어간 식품을 자주 먹고 있을 가능성이 높다.

이제는 적절한 영양학적 부가조치 없이 '밥상이 보약'이라는 믿음만으로 건강을 지키려는 것은 갑옷과 창을 들고 현대전에 뛰어드는 것과 같은 꼴이다. 식품첨가물을 사용한 반 가공 상태의 식재료를 밥상에 올리는 일이 많아질수록 밥상의 배반을 겪을 가능성도 그 만큼 커진다.

식품첨가물과 물, 공기를 타고 유입된 독소는 인체조직에서 염증을 일으키는 염증성 인자들—프로스타그란딘 2시리즈PG-2s, 인터루킨-6IL-6, 종양괴사인자TNF—을 증가시켜 피부염 증상을 악화시킨다.

식품첨가물을 마주했을 때는 36계가 최고다. 이는 소심한 자의 처세가 아니라 삶을 성공적으로 살아내려는 야심가에게 필요한 전법이다.

다음 날 확인할 수 있는 스트레스와 수면부족의 영향

스트레스라는 단어만으로도 스트레스를 받을 만큼 세상은 스트레스로 가득하다. 주전자 뚜껑으로 콘크리트 바닥을 긁을 때 나는 소음에서나 느낄 법한 스트레스를 아침 지하철 안에서부터 받게 된다. 고강도 스트레스에 노출되면 부신에서 분비되는 항염증호르몬 부신피질호르몬 생산량이 감소되어 염증제어력이 떨어져 툭하면 염증이 발생하게 된다.

스트레스는 잠자고 있던 염증성 유전자들을 깨우는 '염증유발 마스터 스위치'인 NF-kB엔에프-카파비라는 유전자 전사인자유전자에 정보를 전달하는 메신저를 불러온다. 그래서 스트레스를 받은 다음날이면 몸이 쑤시고 관절이 뻐근해지는 느낌을 받게 된다. 유소아의 경우 소음, 진동장거리 여행, 야간 불빛, 엄마와 떨어져 있는 시간, 동생 출산 등은 큰 스트레스로 작용할 수 있으므로 엄마가 꼭 안아주어 마음의 안정을 찾을 수 있도록 해줘야 한다.

수면부족은 갈증과 같은 강도의 스트레스다.

잠은 영양소로 대신할 수 없는 소염제이자 손상을 복구하는 우렁각시이므로 복구에 가장 효율적인 자정이전에 잠들 수 없는 형편이라면 낮에라도 수면안대와 귀마개를 착용, 빛과 소음을 차단하고 충분히 잘 수 있도록 해야 한다.

염증을 활성화 하는 활성산소

우리 몸에 안 좋다고 하는 것은 어떻게든 활성산소 발생량을 증가시킨다. 안 좋은 것은 인체에 모두 다 스트레스이므로 스트레스와 활성산소는 등가관계. 활성산소는 스트레스와 마찬가지로 NF-kB를 비정상적으로 활성화하는 인자다. 이 밖에 활성산소 유발요소는 화학약품/식품첨가물/중금속/과산화지질*이다.

* 과산화지질은 각질세포간 지질층에 도미노현상처럼 연쇄적 손상을 일으켜 피부 보습 기능과 방어막 기능을 악화시키므로 식용유로 고온조리한 음식은 삼가도록 해야 한다.

공든 탑을 무너뜨리는 합성계면활성제

합성계면활성제는 각질층을 파괴, 피지를 제거하여 피부방어 기능을 떨어뜨린다. 그 결과 염증유발 항원의 침투로가 활짝 열리게 된다. 또한 피부 표피조직에서 면역반응을 조절하는 랑게르한스 세포를 손상시켜 피부 알러지반응이 효과적으로 제어될 수 없게 만든다.

합성계면활성제가 들어있는 샴푸, 린스, 보습제, 화장품 사용을 삼가야 하며 샴푸대신 약산성 천연비누를 사용하는 것이 좋다. 치약 역시 합성계면활성제가 들어있어 입안 점막을 통해 전신으로 흡수되니 좋은 치약을 사용해야 한다.

8

아토피 건선 영양치료법

질병이란 '조직의 구조손상으로 인한 조직의 기능저하'다.

이와 다른 방향의 질병정의와 그에 따른 치료방법은 대중요법이거나 재현성이 낮은 단기적 효과에 그치는 경우가 대부분이다. 경락같이 미세한 구조에 가해진 미세 손상으로 전신적인 문제가 발생할 수도 있다. 조직의 기능저하를 복구하려면 그 기능을 담당하는 해당조직의 구조를 복원해야만 한다. 약물치료법이 근원적 치유와 거리가 멀 수밖에 없는 이유다.

아토피 피부염, 건선 완치를 위한 치유이론이나 치유방법 또한 이 정의에 부합할 때, 비로소 재현성 높은 표준치료법이 될 수 있다. 아토피 피부염과 건선 또한 모두 '면역세포간 불균형'이란 공통분모에서 출발한 염증에 의해 피부조직이 손상되어 나타난 질환이기 때문에 영양치료법 내용이 서로 다를 이유가 없다.

구조화에 필요한 영양소

■ 유산균 : 앞서 설명하였듯이 유산균은 '장누수'라는 '장조직 구조 손상'을 복구하기 위한 우선 영입대상이다. 유산균이 단백질처럼 구조물을 만드는 재료는 아니나 타이트 정션을 복원하고 유해균으로 인한 장점막 구조손상을 막아주므로 구조화 영양소로 분류하였다.

■ 모체필수지방산 : 세포막 구조화에 동원되는 영양소 비율은 다음과 같다.

단백질 1/2, 포화지방 1/4, 모체필수지방산모체오메가6,3 1/4, 당영양소 glyconutrients 1% 이내.

단백질과 포화지방은 비늘생선, 갑각류, 문어, 낙지로 만든 샤브샤브 요리를 통해 충분히 섭취할 수 있다. 모체필수지방산은 신선한 견과류 섭취를 통해 공급할 수 있으나 치료가 필요한 시기에는 많은 양을 먹는 것이 세포구조화 뿐만 아니라 항염증 작용에도 도움이 되므로 PEOparent essential oils를 통해 섭취하는 것이 효율적이다. 또한 세포 내로의 산소공급을 최적화 해주어야 피부조직 재생이 원활히 진행될 수 있는데 이때 모체 오메가-6 지방산에 대한 요구도가 커진다. 산소는 모체오메가-6지방산의 탄소 2중 결합C=C을 통해 세포 내로 확산되어 들어간다.

포화지방을 건강의 적으로 터부시하는 경향이 강한데, 이는 잘못된 견해다. 포화지방은 불포화지방을 지지하는 지주역할을 해주므로 세포막 구조화에 꼭 필요한 영양소다.

■ 물 : 물은 세포 구조화에 가장 많이 참여하고 있는 영양소다. 인체의 70%가 물이기 때문이다. 혈관도 물이 주성분인 혈액이 차있기 때문에 혈관 구조를 유지할 수 있다. 탱탱하게 잘 익은 배를 껍질을 벗겨 땡볕에 놓고 한 나절이 지나면 쪼글쪼글해진다. 구조화에 동원되었던 물이 증발했기 때문이다. 하루 동안 자기 체중의 약 3~4%의 물을 마시도록 한다. 역삼투압 방식의 정수물이나 알칼리이온수는 적합치 않다. 생수를 마시는 것이 좋다.

좋은 물이란 분석장치를 동원하여 알칼리도나 미네랄 함유도, 오염도를 측정해야만 찾을 수 있는 것은 아니다. 우리의 직감을 이용해도 좋은 물을 가려낼 수 있다. 500cc를 단번에 마셔도 거슬리는 느낌이나 배가 벙벙해지는 부담을 주지 않는 물이라면 좋은 물이다. 그 만큼 인체가 잘 받아들인다는 뜻이다.

알칼리수는 위산을 중화하여 소장의 산도를 낮추어 칸디다나 유해균 증식을 조장하기 때문에 삼가는 것이 좋다. 필자의 약국에서 근무했던 약사의 시아버지가 니나수를 마시고 간경화로 목까지 차올랐던 복수가 1달 보름 만에 소실된 적이 있다. 인체가 원하는 물이었기에 가능한 일이었다. 말기로 진행된 간경화, 신부전은 수분부족이 치료의 최대 걸림돌이며 수분보충이 최대의 딜레마다.

아토피와 건선에 특히 물이 유익한 것은 히스타민 생성을 낮추어 주기 때문이다. 가뭄이 들어 논에 물이 부족해지면 중간중간에 구멍이 뚫려져 있는 파이프를 양수기에 연결하여 파이프가 통과하는 논에 물이 공급되도록 하는데 인체도 이와 같이 작동한다. 체내 수분양이 부족해지면 인체는 자구적으로 조직에 물을 공급하기 위해 히스타민을 분비시켜 모세혈관을 이완시키고파이프 직경을 넓히고 혈관투과도를 증가시킨다파이프에 구멍을 뚫는다. 이처럼 히스타민은 조직이 탈수상태에 놓였을 때 조직으로 수분배급을 늘리는 생리조절 물질이다.

천식과 비염의 발생원인 혹은 증상의 강도를 '물'을 중심에 놓고 해석하면 다음과 같다. 천식은 폐의 수분증발을 막기 위해 히스타민이 기관지 직경을 좁히는 반응이며 알러지성 비염은 탈수로 면역세포의 항체 생성량이 줄어 꽃가루 같은 외부 항원을 항체가 충분히 중화해낼 수 없을 때 비점막에 다량의 물을 공급하여 외부물질을 씻어내기 위해 히스타민을 분비하는 반응이다. 그 결과 콧물이 흐르게 된다. 아토피 피부염, 건선과 같은 속성을 지닌 천식, 비염이 있다면 좋은 물을 충분히 섭취할 수 있도록 해야 한다.

탈수가 심해질수록 히스타민 분비량도 많아지므로 충분한 물을 마셔서 과민반응이 나타나지 않도록 하는 것이 중요하다. 이렇게 히스타민은 우리를 괴롭히기도 하지만 우리 몸을 보호하기 위한 자구적 방어수단이기도 하다.

■ 소금 : 물이 실이라면 소금은 바늘이다. 물은 나트륨^{Na}을 따라다니기 때문이다. 인체 수분 저장량과 나트륨 보유량은 비례하므로 물을 저장하려면 소금이 필요하다. 수분결핍 상태인 아토피 건선 피부에 충분한 수분을 공급하기 위해서도 소금이 필요하다.

소금은 위산^{HCl}과 췌장에서 분비되는 탄산수소나트륨^{NaHCO_3}; 중탄산나트륨 또는 중조라고 하는데 위에서 넘어온 위산을 중화하여 소장이 화상을 입지 않도록 한다의 원료로 사용된다. 소금NaCl은 위에는 염소Cl를, 소장에게는 나트륨Na⁺을 나눠준다. 이렇게 소금은 소화와 소장보호에 있어 대체불가 영양소다.

고혈압의 원인을 '소금 과다섭취'에 두고 있는데 이는 제약회사의 의도된 편견이다. 갑자기 염분과 수분섭취량이 늘면 혈압이 오르기는 하나 일정시간이 지나면 혈압은 정상화 된다. 오히려 소금 섭취가 부족하면 인체는 나트륨 배설을 감소시키기 위해 레닌-안지오텐신-알도스테론계renin-angiotensin-aldosterone system: 세포외액량을 유지하기 위한 조절기구로 레닌과 안지오텐신 II를 통해 알도스테론 생합성을 촉진한다를 작동시켜 알도스테론이라는 호르몬을 분비하는데 그 결과 혈압이 오르게 된다. 나트륨 부족이 신호가 되어 알도스테론이 출동, 혈압을 높여 놓는 것이다. 따라서 고혈압 환자에게 저염식을 하라는 말은 평생 혈압약을 먹으라는 말과 같다. 고혈압의 원인을 전해질 차원으로 국한하여 말하자면 고혈압은 나트륨의 문제가 아니라 '물, 나트륨, 칼륨' 간의 비율의 문제다.

세계보건기구WHO에서 일일 소금 권장량을 5g미만으로 정해 놓았다. 안정시 하루 염분 배출량이 10.5g이므로 이는 턱없이 모자라는 양이다. 그 결과 고혈압 환자가 늘어나고 있다. 뇌질환도 급격히 늘어나는 추세인데 뇌세포가 포도당을 이용하려면 나트륨이 필요한 것과 연관이 있을 것이다. 한국인의 평균 일일 소금섭취량은 12g이라고 한다. 다행히 WHO 권장량 보다는 많지만 사회활동을 하는 사람은 하루 20~25g 정도가 필요하다고 본다. 후쿠시마 원전사고로 이제는 사해소금이나 육지소금을 먹어야 하는 고민이 생겼지만 어쨌든 좋은 소금은 충분히 섭취해야 한다. 알루미늄이 들어 있는 식탁용 정제염의 문제를 '소금 자체'의 문제로 확대 인식하는 것은 '고기 질'의 문제인 육식을 '고기 자체'의 문제로 보는 것과 같은 넌센스다.

자신의 신체상황에 맞는 소금물 농도를 정하는 방법은 다음과 같다. 500cc 생수 5병에 각각 좋은 소금을 0.4티 스푼, 0.6티 스푼, 0.8티 스푼, 1티 스푼, 1.2티 스푼을 넣고 번갈아 마셔보면 가장 편하게 느껴지는 소금물이 있을 것이다. 그것이 자신에게 맞는 소금물 농도다. 소변 색을 살펴보아 투명에 가깝다면 소금섭취량을 늘리고 진한 갈색을 띤다면 섭취량을 줄이도록 한다.

최근 비타민D가 재조명 되면서 섭취 권장량이 과거보다 5배 이상 증가되었듯이 소금의 역할이 임상에서 재조명 된다면 소금도 권장량이 증가하게 될 것이며 혈압강하제 제조사가 반기지 않을 연구결과물이 쏟아져 나올 것이다. 빛과 소금은 성경에서만 그 의미가 살아있는 것이 아니다. 아토피 건선 치유에 있어서도 중심이 되는 근원 영양소다.

구조유지에 필요한 영양소

■ **항산화제** : 구조 복원과 동시에 구조손상을 막는 조치가 필요하다. 교각을 세우기 위해 물 막이 공사가 필요한 것과 같다. 특히 고강도 스트레스에 노출되어 있다면 그로 인해 활성산소 발생량이 증

가, 피부 염증이 심해지므로 항산화제를 동원, 염증 마스터 스위치 NF-kappaB를 꺼야 한다.

　소나무껍질 추출물 피크노제놀picnogenol, 포도씨 추출물 프로안토시아니딘proanthocyanidin, 베리류에 들어있는 레스베라트롤resveratrol 등이 이 일을 잘 수행한다. 감태 추출물 씨폴리페놀seapolyphenol은 특히 건선에 유효한 항산화물질이다.

면역안정화에 필요한 영양소

　■ 유산균 : 유산균은 구조화 영양소로도 중요하지만 Th세포들 간의 세력불균형으로 인해 발생하는 아토피 피부염, 건선에 대한 유산균의 가장 중요한 임상활용가치는 '면역안정화 작용'에 있다. 람노서스, 플랜타룸, 락티스 등이 면역안정화 작용을 나타내는 대표적 균주다.

　■ 식물성 스테롤 : Th1 세포와 Th2 세포간의 세력 불균형 상태를 교정해 주므로 알러지성 반응이나 자가면역성 반응 모두에 적용된다.

면역관용에 필요한 영양소

　■ 비타민D : 면역안정화를 신속히 이루기 위해 필요한 선조치가

'면역관용'의 폭을 넓히는 일이다. 면역관용이란 우리 몸에 해롭지 않은 물질에 대해서는 면역세포들이 시비를 걸지 않는 것을 말하는데 알러지반응과 자가면역반응은 우리 몸에 무해한 물질이나 자기 자신의 성분에 대해 시비를 걸어 불필요한 면역반응을 일으키는 현상이다.

프로바이오틱스가 Th1세포와 Th2세포 간 균형을 유지할 수 있도록 T조절세포Tregs를 활성화 하는 작용을 비타민D도 수행한다. 또한 비타민D는 염증 유발 마스터 스위치 엔에프 카파비NF-kappaB를 억제하여 아토피 건선의 염증반응을 감소시켜 준다.

최근의 임상연구 결과물들은 비타민D_3의 혈중농도를 30~70ng/ml로 맞출 것을 권장하고 있다. 이전 권고기준에 비해 상당히 높아진 수준이다. 이 기준에 따르면 한국인의 90%가 비타민D 결핍상태다. 놀랄 일은 국가별 비타민D 혈중농도 30ng/ml 이하 여성 인구 비율을 조사한 결과, 일조량이 턱없이 부족한 북유럽 국가보다 한국이 훨씬 높게 나타났다는 점이다스웨덴 32%, 한국 90%. 비타민D의 적정 혈중농도 도달 여부를 알기 위해서는 25(OH)D에 대한 혈액 모니터링이 필요한데 건강상 문제가 없는 경우 영아는 400iu, 소아는 1,000iu가 일일 섭취량이며 아토피 피부염, 건선 같은 건강상 문제가 있는 경우에는 보통 이 양의 최소 2배 이상을 섭취하는 것이 필요하다.

1일 1,000iu를 섭취하면 2,3 개월 후 25(OH)D의 양이 10ng/ml 증가하고 1일 2,000iu를 섭취하면 2,3 개월 후 20ng/ml 증가한다. 1일 섭취량 1,000iu당 2,3개월 후 10ng/ml 증가한다고 보면 된다. 보다 신속히 혈중 농도를 올리기 위해서 현재 혈중 농도를 측정한 후 하루 5,000~10,000iu를 섭취하고 1개월 단위로 혈중농도를 모니터링하는 방법도 있다. 아토피 건선의 경우 25(OH)D의 혈중 농도를 70~100ng/ml 범위에 이르도록 하는 것이 좋다. 비타민D 중독은 150ng/ml 이상이 되어도 나타나지 않는다고 보고되어 있다.

비타민D가 위험한 비타민이라고 말하는 참고서가 아직 존재하지만^{필자도 그렇게 배웠다} 최근 쏟아져 나오는 임상연구 논문은 보수적 교과서의 비타민D 위험론과 정반대의 결과를 내놓고 있다. 북극곰의 간을 먹고 비타민A에 중독되어 사망에 이른 초기 알래스카 탐험가들이 몸소 증명한 비타민A의 위험성과 달리 비타민D는 하루 10,000iu이상을 6개월 이상 복용해도 중독현상이 나타나지 않는다고 보고되어 있다.

면역반응 차단과 히스타민 분해에 필요한 효소

효소 섭취가 임상적으로 의미 없다고 주장하는 전문가들도 있다. 장용코팅이 되어있지 않는 한 위장을 통과하면서 위산에 의해 효소가 불활성화 된다는 주장이다. 하지만 섭취한 효소가 혈중에 존재한다는 사실이 최근 연구결과 밝혀졌다.

'효소 총량의 법칙'을 말한 자연요법가가 있었다. 체내에서 생산되는 효소의 총량은 일정한데 소화에 효소를 집중하여 소비하면 나머지 대사작용에 필요한 효소의 생산량은 줄게 된다는 가설이다.

교과서에 실릴 만큼 검증된 내용은 아니지만 우리 몸이 무엇이든 무한정으로 생산해 낼 수 없기에 개념적으로 틀리지 않는 주장이라고 본다.

곡류효소를 섭취하면 소화에 동원되는 효소를 우리 몸이 조달하지 않아도 되기 때문에 여력을 해독이나 염증성 단백질 분해용 대사효소를 생산하는데 사용할 수 있어 증상개선이나 치유기간 단축에 유리하다. 또한 덜 소화된 음식물이 장점막에 달라붙어 유발되는 점막 면역반응을 방지하여 염증반응을 차단할 수 있고 음식 찌꺼기 부패로 인한 장점막 손상도 막을 수 있어 장누수 예방효과까지 거둘 수 있다.

특히 아밀라제는 히스타민을 분해하는 능력이 있어서 곡류효소를 섭취하면 항히스타민제나 부신피질 호르몬제에 대한 의존도를 줄일 수 있다.

9

간편한 만큼 효과적인 '유산균 7일 해독요법'

물리학에 '엔트로피'라는 개념이 있다. 에너지를 사용하면 일을 하는데 에너지가 사용되면서 소리나 마찰로 소모되는 에너지가 발생하는데, 소리나 마찰에너지와 같이 주워담을 수 없는 에너지를 엔트로피라고 한다. 엔트로피는 '무질서도'라고 표현되는데 우주의 엔트로피는 점점 증가하고 있다.

우리는 섭취한 영양소_{탄수화물, 단백질, 지방}를 잘게 쪼개고 대사를 통해 영양소 안에 들어있는 에너지를 꺼내어 혈액을 순환시키고 생화학 반응을 일으킨다. 나머지는 체온을 유지하기 위해 사용된다. 이처럼 인체도 에너지를 사용한 결과 발생한 대사산물에 의해 시간이 지날수록 점점 오염되어 무질서도가 증가하게 된다.

'유산균 7일 해독요법'기간 중 초기 2일간 음식섭취를 차단_{또는 최대한 감소}하여 간을 쉬게 하는 것은 간해독기능 회복과 혈액정화를 통해 보다 신속히 면역기능을 향상시키고 면역을 안정화하기 위해서다. 즉 절식은 영양소_{에너지원} 흡수를 차단하여 인체 무질서도가 증가하는 속도를 늦추자는 이야기다.

현대인이 아플 수 밖에 없는 가장 강력한 이유는 현대인의 간이 처리해야 할 화학물질의 양과 종류가 구석기 시대와는 비교할 수 없을 만큼 다양해지고 그 독성이 커졌다는 것에 있다.

구석기 시대인들의 간해독기능이 탄수화물, 단백질, 지방, 나무껍질, 뿌리, 열매, 씨앗 등을 섭취한 후 발생하는 대사산물과 호르몬, 곰팡이 균이 만들어낸 아플라톡신 정도만을 해독하는데 사용되었던 반면 2만여 종으로 추산되는 화학물질에 노출되어있는 현대인들의 간은 구석기시대인의 것과 크기와 능력은 같지만 처리해야 할 민원의 종류는 수만배나 증가하였다. 지금 이순간에도 2.6초마다 새로운 화학물질이 분리되거나 합성되고 있다.

따라서 섭취하는 영양소의 가짓수를 늘리는 것만으로 증상개선이 신속히 이루어지지 않을 수 있다. 해독요법을 통해 누적된 노폐물을 제거하는 것이 건강을 회복하는데 시간을 절약할 수 있다.

오래된 건물을 리모델링할 때 예전 것을 제거하고 새 자재를 입히는 것이 순서이듯 몸을 리셋해야 할 만큼 증상이 심할 때에는 짧은 기간이지만 해독요법을 적용한 후 영양소를 섭취하는 것이 효율적이다.

요즘처럼 굽고 튀긴 음식위주의 회식문화와 패스트푸드 음식이 주식처럼 되어버린 상황에서는 질병상태가 아니더라도 연 2회 유산균 해독요법을 적용하는 것이 좋다.

무엇이든 유비무환이다. 대접이 소홀하여 떠난 건강은 질병이란 모습으로 돌아오게 마련이다. 유산균 7일 해독요법을 적용하려면 안정을 취할 수 있는 2일간의 시간이 필요한데 토요일에 시작하면 부담이 적을 것이다. 7일간의 해독요법 기간에는 장으로 배출되는 독소량이 증가하므로 유산균 섭취량을 늘려 유익균총을 보호하는 것이 좋다.

절식 2일

첫날과 이튿날은 당근사과 주스와 생수만 마신다.

당근사과 주스와 물을 합한 하루 섭취량은 체중의 3~4%예: 체중 60kg이면 1800cc~2400cc로 한다. 당근과 사과는 1:1 동량으로 하며 주스에 유기농식초와 레몬을 짜 넣어 마시면 더 좋다. 주스 1리터 기준 식초는 1티 스푼, 레몬은 1/2개 넣으면 적당한데 임의로 증감하여도 된다.

식초는 해독기능에 필요한 영양소를 공급하며 레몬은 담즙배출을 돕는다. 이틀 동안 소화, 흡수활동은 최소로 하고 해독에 집중토록 해야 하기 때문에 이 기간에는 고형음식을 먹지 않도록 한다.

독소가 각 조직에서 간으로 유입되어 해독과정이 진행되는 동안 활성산소 발생량이 일시적으로 증가하므로 당근사과주스에 베리류를 더 첨가하여 항산화력을 높이는 것도 좋다. 이때는 흔히 피로감, 불쾌한 체취, 구취, 발진이 생길 수 있으며 피부증상이 일시적으로 심해질 수 있다. 이는 몸의 독소가 빠져나가는 과정에서 발생하는 명현현상이므로 걱정하지 않아도 된다.

몸이 허약한 경우에는 이틀간 하루 3~4회 쌀 미음을 마시거나 3일 째부터 적용하는 해독영양죽을 처음부터 먹어도 된다.

해독 영양죽 섭취 기간 5일

이때는 해독영양죽을 하루 3끼 먹으면서 야채와 과일을 8:2 정도의 비율로 하여 마음껏 먹어도 된다. 단, 소화력이 약할 경우엔 야채를 데치거나 쪄서 먹는다.

야채를 데치거나 찌면 흡수율이 높아지므로 소화력이 좋은 사람도 이렇게 먹으면 좋다. 알러지가 있는 식품은 제외한다.

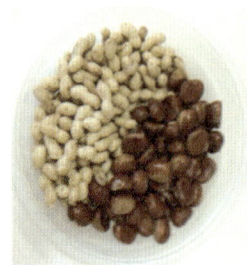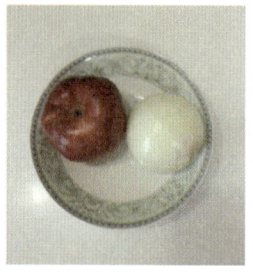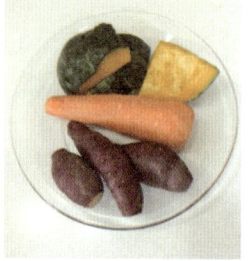

해독영양죽에 사용되는 7가지 : 땅콩, 밤, 사과, 양파, 단호박, 당근, 고구마

만드는 순서

1 쌀을 먼저 씻어서 30분 정도 불려놓는다.

2 그다음 단호박, 고구마, 당근을 찌고 밤, 땅콩을 삶아 껍질을 까놓는다.

3 쪄낸 야채를 깍뚝썬다

4 양파와 사과도 깍뚝썬다.

5 모든 재료를 믹서기에 넣고 간다

6 불린 쌀을 먼저 솥에 넣고 끓이다 쌀이 절반쯤 익었을 때 믹서기에 갈아놓은 재료를 넣고 끓인다

7 마지막으로 좋은 소금으로 간을 한다.

그 밖에 해독영양죽에 넣으면 좋은 야채

■비트 : 필자가 특히 암환자에게 1순위로 권하는 혈관, 간, 장에 좋은 야채다. 항산화력이 뛰어나며 혈관벽을 파손시키는 주범인 호모시스테인을 분해하는 베타인 성분이 들어있어 혈관관리에 좋다. 변비를 완화해 주며 손상된 간을 회복하는데도 좋다. 심한 구취를 호소하던 필자의 약대 동창을 비트로 해결해 준 적이 있다.

■브로콜리 : 양배추, 콜리플라워와 함께 십자화과에 속하는 야채로 설포라페인이물질은 DNA복제 오류를 검열하는 효소인 p53을 활성화시키는데, 이것이 브로콜리가 항암야채로 손꼽히는 이유다, I3C인돌-3-카비놀이라는 성분을 함유하고 있는데 간의 해독능력을 강화시켜 준다. 성숙한 브로콜리보다 브로콜리 새싹에는 설포라페인 성분이 30배정도 더 들어있으므로 브로콜리 새싹을 장만하도록 한다.

10

아토피 건선 식이요법

　아토피 건선 식이요법은 단지 피부질환에만 국한되지 않고 심각한 간장애, 신장애 상태가 아니라면 지방감량으로부터 종양에 이르기까지 모든 질환에 적용할 수 있는 세포교정 식이요법이다. 따라서 영양요법과 함께 이 장에서 제시된 식이요법을 병행하면 아토피 건선 치유속도는 말발굽에 편자를 달게 될 것이다.

　아토피 건선 식이요법의 주식은 저 탄수화물, 고 단백질이 골자를 이루며 부식인 채소와 과일은 8:2 비율로 섭취한다. 밀가루는 장누수현상을 부추기므로 삼가도록 한다. 특히 미국산 밀가루에는 췌장조직에 염증을 일으키는 알록산이라는 독소 함유가능성이 있고 인체에 유익하지 않은 원소인 브롬이 들어있을 수 있으므로 섭취하지 않는 것이 좋다. 단백질에 비해 탄수화물 섭취량이 지나치게 많으면 인슐린 과다분비로 인해 염증유발물질 생성량이 증가하는데 이때는 염증반응이 잦아들 때까지 고품질의 대사체 오메가-3 섭취가 필요하다.

단백질 재료

비늘생선, 문어, 낙지, 갑각류, 돼지 살코기를 사용한다. 이들은 성질이 차갑기 때문에 화*의 질환인 아토피 건선에 일반적으로 적합한 단백질 공급원이라 할 수 있다.

계란, 육류소고기, 닭고기, 낙농제품우유, 플레인 요구르트, 산양우유은 섭취 후 증상이 심해지면 제외한다.

* 일반 우유에는 항생제, 호르몬, 화농세포가 들어있을 가능성이 있으므로 섭취를 삼간다. 해당 식품에 알러지가 있는 경우는 제외한다.

단백질 음식

위의 단백질 식재료를 이용하여 데치고 찌고 삶는 방식인 샤브샤브, 수육, 찜, 전골, 탕, 보쌈, 샐러드, 생선회, 연포탕을 만들어 먹으면 좋다.

지방질 음식

코코넛 오일 : 코코넛 오일에 들어있는 중쇄지방산MCFA: medium chain fatty acid은 신체전반에 유익한 영향을 준다.

코코넛 오일이 혈관을 막는다는 것은 근거없는 이야기다.

[당근 사과 브로콜리 비트] 주스 마시기

하루 2회 아침, 저녁 공복에 당근과 사과1:1 동량 + 브로콜리새싹 2개 + 비트1/4쪽를 갈아서 마신다.

- ※ 소장내 세균 과증식증SIBO: small intestinal bacterial overgrowth이 의심되는 경우 브로콜리는 빼고 나머지만 섭취한다18장 참조.
- ※ 당근은 중금속 흡입력이 강하므로 유기농 제품을 고르도록 한다.

설탕

설탕은 혈액 점도를 높여 혈류속도를 낮추므로 세포재생을 어렵게 한다. 또한 높은 혈당은 단백질 변성을 촉진하고 염증발생의 배후역할을 하므로 설탕은 모든 질병에서 차단해야할 대상이다.

콩

콩에 들어있는 반反영양소인 혈구응집소hemagglutinin는 혈류속도를 떨어뜨리고 이소플라본 성분은 갑상선 효소의 기능을 떨어뜨리므로 식단의 주재료로 사용하지 않는 것이 좋다. 콩 발효식품은 적당량 섭취해도 무방하다.

식용유

마트에 진열되어 있는 식용유콩기름, 옥수수기름는 변성된산화, 트랜스화 기름이므로 세포막 구조를 변형시켜 세포의 산소호흡을 방해하므로 음식조리에 사용하지 않도록 한다.

- 올리브유는 샐러드용 기름으로만 사용해야 한다. 튀길 때 사용하면 올리브유에 들어있는 올레산이 트랜스형인 엘라이드산으로 변하여 건강에 해롭게 된다.

조리법

튀기고 볶는 조리법은 모두 금한다. 화火기가 보태지므로 화火의 질환인 아토피 건선을 악화시킨다. 아예 주방에서 프라이팬을 치우도록 한다.

생선이나 식물성 기름이 많이 들어있는 음식을 전자레인지로 조리하면 '말론알데히드'라는 발암물질이 급격히 증가하므로 조리는 '데치고 찌고 삶는' 방법으로 하는 것이 좋다.

백김치 담그기

미량영양소와 유기산을 섭취할 수 있어서 좋다.

- **재료:** 무, 배추, 마늘, 생강, 양파, 쪽파, 대파, 미나리, 부추, 당근, 밤, 배, 사과, 다시마
- **배추를 죽염물**물 2리터에 죽염 200g에 하루 저녁 절인 뒤 깨끗한 물로 씻어 채반에 걸러 물기를 뺀다. 위 재료에 다시마 끓인 물과 소금물물 400ml 당 죽염 12g 정도를 넣는다을 자작하게 부어 숙성시켜 먹는다.

11
숨은 기폭장치 랑게르한스 세포

시한폭탄의 기폭장치를 제거했다고 안심한 순간 또 다른 기폭장치가 작동하는 아슬아슬한 장면을 헐리웃 영화에서 볼 수 있다.

아토피는 마치 기폭장치가 두 개인 폭탄과 같다.

중추면역을 안정화 하는데 결정적 역할을 하는 조절 T세포가 하나이고 랑게르한스 세포가 또 다른 하나다.

이 책을 통해 아토피 피부염, 건선에서 벗어나면 주위사람들로부터 피부가 어떻게 좋아졌느냐는 질문을 받게 될 것이다. 기분 좋은 일이다. 하지만 만족도 잠시, 마음 한 쪽에선 좀 더 맑고 환한 피부를 갖고 싶다는 욕심이 들게 될 것이다. 그때 의식해야 할 대상이 바로 피부의 표피조직에서 피부 면역반응을 주관하는 랑게르한스 세포다.

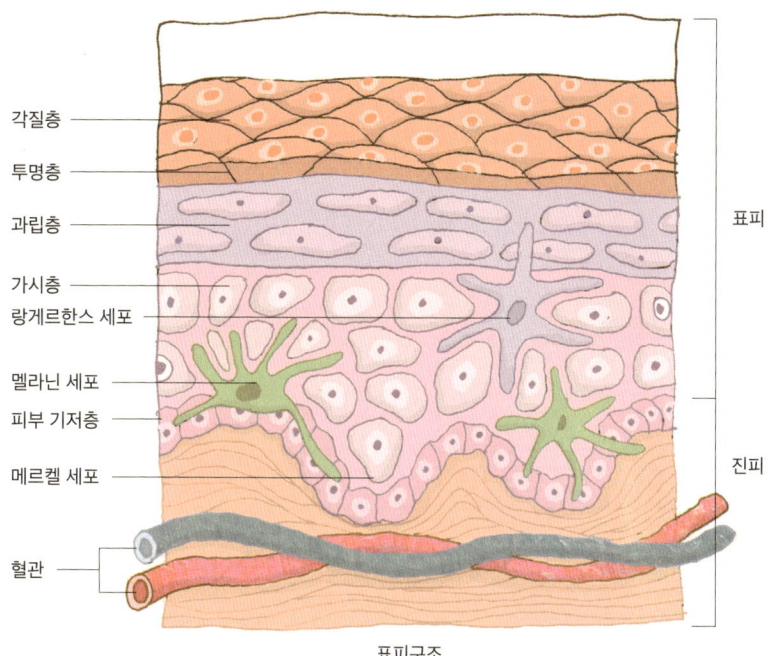

표피구조

    2005년 12월 15일, 예일뉴스YALE NEWS에 예일대 카프란Kaplan, 쉬롬칙Shlomchik 박사가 랑게르한스 세포를 제거한 쥐를 이용한 실험결과를 발표하기 전까지 랑게르한스 세포는 병원균이나 이물질의 침입을 T세포에 알리는 항원제시 기능을 한다고 알고 있었다.

    예일대 연구팀은 랑게르한스 세포를 제거한 쥐에게 피부 자극제를 사용, 과민반응을 유발시켜 놓고 실험결과를 지켜보았다. 랑게르한스 세포의 항원제시 능력이 사라졌기 때문에 접촉성 면역 과민반응이 약화될 것을 예상하였지만 예상과 달리 오히려 유의할만한 면역반응 증가가 관찰되었다.

예전에는 랑게르한스 세포를 보초병 내지는 면역반응을 일으키는 자극인자로 여겼었지만 이 연구결과를 계기로 랑게르한스 세포가 피부를 자극하는 주위 환경에 피부가 적응할 수 있도록 조절자 역할을 수행한다는 사실을 알게 되었다.

랑게르한스 세포가 피부에서 과도한 반응이 일어나는 것을 방지하는 기능을 수행하는 것으로 볼 때, 랑게르한스 세포가 손상되면 '피부면역반응 조절 실조'가 일어나게 될 것이다.

조절T세포를 활성화하여 Th2세포와 Th1세포간의 균형을 조절하는 중추면역 안정화 전략도 중요하지만 피부표층에서 국소 면역반응을 조절하는 랑게르한스 세포를 보호하고 그 구조를 유지하는 것 또한 중요한 사안이다.

마치 중앙정부가 국정 운영계획을 치밀하게 짜더라도 지방정부가 따라주지 않는다면 원활한 국정운영이 이루어질 수 없듯이, 전신 면역반응에 영향을 주는 T세포계를 조절한다 해도 지방정부인 랑게르한스 세포가 동조해 주지 않는다면 아토피 피부염은 완치에서 한 칸 떨어진 개선상태에 만족해야 할 수도 있다.

유산균을 섭취하여 조절 T세포를 후원하는 일도 중요하지만 이와 함께 아침 저녁 합성계면활성제 없는 천연비누를 사용하여 랑게르한스 세포를 보호하는 일도 중요하다.

12

프로바이오틱스(유산균)는 어떻게 아토피 건선을 잡을까?

8장 아토피 건선 영양치료법에서 설명하였듯이 아토피 건선 치료에는 다면적인 접근이 필요하다. 그 중에서 장 면역개선 역할을 맡고 있는 프로바이오틱스의 기능에 대해서는 좀 더 자세히 알아둘 필요가 있겠다.

무너진 둑을 막는 프로바이오틱스

염증은 유해균의 활동정도와 비례관계에 있다. 장내 유익균과 유해균의 황금비율을 8:2로 간주하는데 프로바이오틱스는 항균 물질 박테리오신bacteriocin을 분비, 유해세균의 성장을 억제하여 유해균이 생산하는 독소내독소, 외독소양을 감소시킨다.

유해균이 증식하면 유해균이 분비하는 독소가 장점막을 손상시켜 손상된 장 점막 세포 틈으로 유입된 독소는 장에서 간으로 뻗어있는 간문맥을 타고 간으로 유입, 간 해독기능을 떨어뜨린다. 이로 인해 간에서 처리하지 못한 독성물질이 넘쳐 여러 조직에 염증을 일으키게 된다.

피부는 장 상태를 반영하는 거울이기 때문에 지금 아토피 건선을 앓고 있다면 유익균과 유해균 간 비율이 적절치 못하거나 역전된 상태라 보아야 한다. 유익균이 장내 헤게모니를 다시 쥐지 못하게 된다면 아토피 건선 개선 가능성은 희박해진다. 기존에 적용한 방법이 순간적인 증상 개선에 그쳤다면 유익균이 유해균을 압도하는 티핑 포인트tipping point를 아직 넘기지 못했기 때문이다.

적과의 싸움에서 승리하려면 아군의 전투력이 비교우위에 서있어야 한다. 전투력은 전투인원과 전투원의 작전 수행능력에 달려있다. 면역안정화 능력이 뛰어난 많은 수의 정예 전투원유익균을 전장에 투입하고 그들의 전투력을 높일 수 있는 무기모체필수지방산, 프리바이오틱스, 미네랄, 비타민, 효소를 공급하면 아토피 건선과의 전투에서 유리한 고지를 점령할 수 있다.

전투원이 많아야 하는 이유는 항생물질 생산량 증가 목적 외에,

1 영양소 흡수에 관여하는 장 점막의 당단백질장점막에 안테나처럼 나와있는 당과 단백질이 결합된 구조물에 프로바이오틱스가 먼저 결합하면 유해세균의 내독소유해균의 세포벽 성분가 당단백질과 결합하여 체내로 흡수되는 것을 막을 수 있다는 점

2 프로바이오틱스가 장점막의 당단백질 구조변화를 유도, 병원균이 당단백질과 결합할 수 없도록 차단, 장내 염증반응을 일으키는 싸이토카인 생성을 억제한다는 점

3 장 상피세포를 서로 단단히 조여주는 단백질 생산을 증가, 상피세포의 차단기능epithelial barrier을 강화한다는 점이다.

여기서 잠깐, 장누수에 대한 이해의 폭을 넓히기 위해 장점막의 물질 수송방법에 대해 알아보도록 한다. 장 상피세포가 물질을 통과시키는 경로에는 2가지가 있다.

하나는 세포를 관통하는 세포관통 경로transcellular pathway인데 영양분의 주된 이동 통로로 에너지를 사용, 영양소를 수송한다. 다른 하나는 세포와 세포 사이 틈으로 물질을 통과시키는 세포주위 경로paracellular pathway다.

타이트 정션(밀착 연접)

점막세포

세포주위 경로   세포관통 경로

소장상피세포의 물질 이동 통로

세포주위 경로는 확산에 의해 물질이 이동하는 통로인데, 상피세포의 상부 쪽 부위를 밀봉하고 있는 타이트 정션이라는 구조물이 가로 막아 소량의 물과 이온, 작은 펩타이드만을 통과시킨다. 아미노산 10개 정도가 모인 펩타이드가 겨우 통과할 수 있는 5 나노미터 정도의 좁은 문이다.

방수막에 균열이 생기면 지붕에 물이 새듯이 유해균과 독소, 기생충에 의해 타이트 정션이 손상되면 큰 입자의 유해물질도 세포주위 경로를 통해 림프혈관계로 유입된다. 이 상태를 '장누수'라고 한다.

벌어진 틈을 통해 입자가 큰 펩타이드가 림프관으로 유입되면 그만큼 면역과민반응이 일어날 확률이 높아진다. 이 때부터 전에는 별 탈없이 먹었던 음식에 대해서도 예상치 않은 알러지 반응이 생기게 되고 점점 더 많은 음식에 알러지반응이 나타나게 된다.

장누수로 '장 투과성 조절장애'가 발생하여 장 투과도가 커지면 소화되지 않은 음식 입자나 유해균, 기생충이 분비한 독성물질이 장벽을 뚫고 림프혈관계로 침입, 면역과민반응이 일어나 마치 바람 부는 날 산불이 번지듯 전신 이곳 저곳에서 염증이 일어나게 된다. 그래서 장누수를 모든 질환의 뿌리라고 말한다.

아래 그림 1, 2, 3, 4 순서도는 장누수 해결이 아토피 건선 치료과정에서 가장 중요한 선결 과제임을 말해주고 있다.

장누수를 차단하였다면 붕괴되는 둑을 막았다는 이야기다. 둑을 막았으니 그 다음엔 물을 퍼내고 물이 빠지기를 기다리면 된다. 그렇듯이 장누수를 차단했다면 아토피 건선 완치 고지의 7부 능선을 넘었다고 보면 된다. 고지가 멀지 않은 것이다.

인체는 생명유지를 위해 장점막을 통해 영양물질을 흡수한다. 문제는 장누수가 생겨 통과하면 곤란한 비영양물질까지도 흡수되어 피부뿐 아니라 전신에 문제를 일으킨다는데 있다.

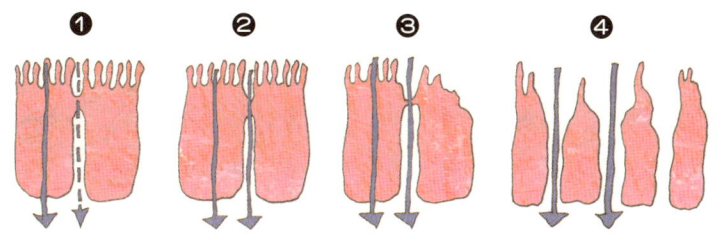

위 그림은 우측으로 갈수록 타이트 정션의 손상 정도가 커지면서 세포주위 경로를 통한 장 내용물 유입량이 증가하고 있는 모습이다.

1단계 : 정상적인 상태로 세포관통 경로와 세포주위 경로를 통해 물질이동 통제가 잘 이루어지고 있다.

2,3 단계 : 타이트 정션이 손상을 입기 시작한 상태로 변 상태가 좋지 않을 것이다. 아토피 건선이 시작되었다면 장 상태는 이 상태에 도달했다고 볼 수 있다. 다른 곳에도 염증이 생기고 쉽게 가라앉지 않게 되며 예전에는 탈이 없던 음식에 대해 알러지 반응이 나타나기 시작한다.

4단계 : 2,3 단계를 넘어 4단계에 이르게 되면 아토피 건선 증상이 심각해지며 하복 불쾌감은 물론 복통과 설사/변비 교대현상이 발생하기 쉽게 되고 알러지 반응을 일으키는 음식물의 종류가 많아진다.

어른은 일반적으로 1, 2, 3, 4 과정이 만성적으로 진행되는 반면,

제왕절개로 태어났거나 유두를 빨지 못한 채 항생제, 해열제를 복용한 아이는 출생 직후라도 장상태가 3, 4 단계에 이를 수 있다. 이런 경우 유소아 아토피증상이 심하게 나타난다.

누수가 일어난 장점막의 타이트 정션을 유익균으로 복원하는 것은 물이 새는 지붕의 깨진 기왓장을 새것으로 얹는 것과 같다. 필자가 다균종, 고함량 유산균을 아토피 건선에 중용하는 이유다.

평화유지균 유산균

이제 장누수라는 무너진 둑을 막았으니 기초공사는 마친 상태다. 한 숨은 돌렸으나 둑이 터지는 바람에 물난리가 난 동네는 가재도구가 골목마다 널려있고 쓰레기를 치우느라 온통 북새통이다.

장이 새면서 혈관과 림프관도 전에 보지 못하던 덜 소화된 음식 잔해나 유해균이 내뿜은 독소들로 가득 차 이를 처리하느라 면역세포들도 야단법석이다. 어수선한 동네를 청소하자며 이장 송씨는 마이크를 잡고 목에 힘줄을 세우고 있고 한편에서는 복구지원 차 읍사무소에서 파견된 박주사가 확성기로 목청을 돋우니 동네 청년들은 어느 장단에 춤을 춰야 할지 어리둥절하다.

이장 송씨Th1 세포와 박주사Th2 세포는 장누수로 오물항원이 혈관으로 밀고 들어오는 비상사태가 벌어지기 전까지는 봄, 가을 한 마을에서 사이 좋게 권주가를 함께 부르던 사이였다. 그런데 비상사태 지휘

권 쟁탈전에서 목소리 큰 박주사Th2 세포가 메가폰을 잡게 되어 동네 청년들B세포에게 작업지시를 하게 되는데, 이로써 동네에는 아토피 피부염알러지성 면역반응으로 가는 신작로가 뚫리게 된다.

 아토피 피부염, 알러지성 비염, 알러지성 천식을 일으키는 알러지반응이란 이렇게 박 주사Th2 세포가 주도권을 잡고 이장 송씨Th1 세포는 풀 죽어 있는 상황에서 일어나는 면역반응을 말한다.

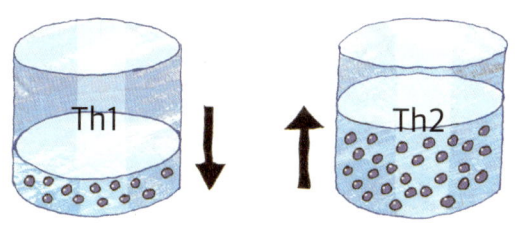

Th2 세포가 주도권을 장악하고 있는 상태
알러지성 면역반응이 일어나는 원인이다.

 이렇게 마을에 대소사를 주관하는 이장 송씨와 박 주사가 있는 것처럼 몸의 면역반응을 주관하는 도움T세포Th cell에도 Th1과 Th2, Th17 등이 있다. 앞서 말했듯이 Th2로 주도권이 쏠리게 되는 현상이 아토피 피부염 발생원인으로 알려져 있다.

 박주사Th2 세포의 명령으로 동네청년B세포은 오물감지 센서IgE: 알러지 항체를 만들어 분무기비만세포에 붙여놓고 오물항원이 감지되면 분무기비만세포는 소독약히스타민을 분사한다.

 센서가 너무 예민해서 과량의 소독약이 뿌려지게 되면 소독효과

보다 오히려 소독약을 뿌린 사람에게 화를 입히게 된다. 분사된 히스타민은 아토피 피부염의 가장 괴로운 증상인 가려움증을 유발하는 주범이다.

알러지 반응으로 히스타민이 과하게 분사되면 그 결과 두드러기가 일어나고 기도가 좁아져 숨쉬기가 어려워 지기도 하며^{알러지성 천식} 심한 경우 혈압이 급격히 떨어져 속이 올 수도 있다.

그 밖에 부종, 가려움, 오심, 구토, 설사, 콧물/코막힘^{알러지성 비염} 증상이 나타날 수 있다. 히스타민 하나 때문에 우리 몸에 야단법석이 일어나는 것이다.

땅콩을 예로 들어 알러지 반응을 정리해 보자. 땅콩에 알러지가 있는 사람도 땅콩을 처음 먹었을 때부터 알러지 반응이 일어나는 것은 아니다. 처음에는 땅콩에 대한 IgE항체만 생성되는 감작^{sensitization: 항원과 눈을 마주치는 인지단계로 알러지 반응을 일으키기 위한 예비단계}과정을 거친 다음 재차 땅콩을 먹어 비만세포에 미리 자리잡고 앉아있던 IgE가 땅콩 입자와 재회하게 되면서 비로소 알러지 반응을 일으키는 히스타민이 분비된다.

마치 금요일이면 자정을 넘어 귀가하는 며느리^{항원}가 못마땅한 시어머니^{IgE 항체}가 처음에는 며느리가 몇 시에 귀가하는지 체크^{감작}하고 있다가 다음 불금에는 현관^{비만세포}에 지켜서서 기다리다 늦게 귀가하는 며느리^{재침입 항원}를 호되게 혼내는 것^{히스타민 분비}과 같다.

따라서 아토피 피부염을 치료하려면 감작과정에서 가장 중요한 단계인 'B세포가 IgE 항체를 만드는 일'에 Th2세포가 너무 몰입하

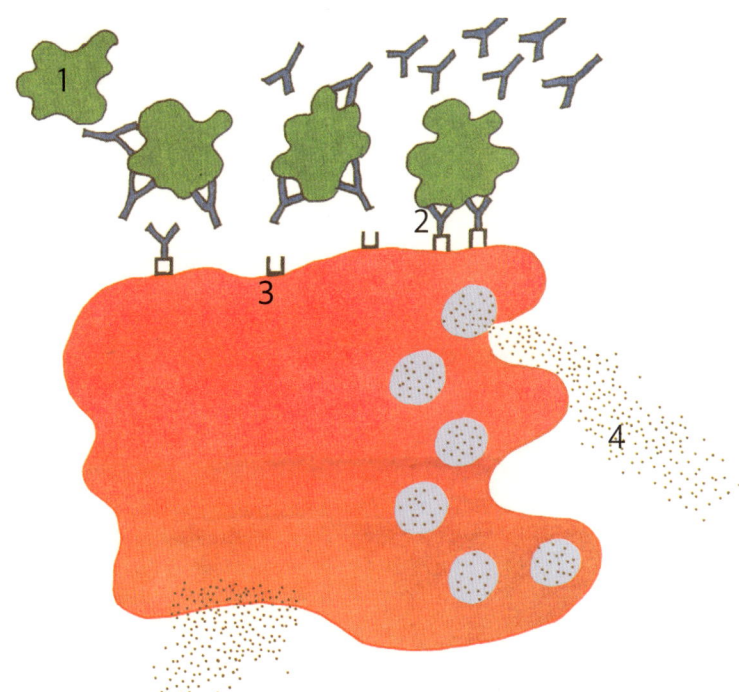

재차 늦게 귀가한 며느리(항원, 1)가 현관(비만세포, 3)에 앉아서 기다리고 있던 시어머니(IgE항체, 2)와 만나게 되어 혼나고 있는 모습(히스타민 분비, 4)

지 않도록 Th2세포를 진정시키는 것이 아토피 피부염 근원치유를 위해 해결해야 할 숙제다.

알러지 반응에서 맨 마지막 과정에 해당하는 히스타민 분비를 차단하는 항히스타민제가 즉각적인 효과는 나타내지만 결국 Th2 세포의 흥분을 가라 앉힐 수 없기 때문에 아토피 피부염은 낫지 않고 약물 부작용만 쌓이게 된다.

반면 프로바이오틱스 중에는 흥분한 Th2 세포를 침묵시키는 특수부대원 3총사가 있는데 람노서스, 플랜타룸, 락티스가 그들이다. 이들 3총사를 위시한 프로바이오틱스는 아토피 건선 치료 전선에서 혁혁한 공을 세우고 있다.

해묵은 갈등을 풀어주는 현명한 중재자, 프로바이오틱스

이장 송씨와 박 주사는 지난 번 물난리를 겪고 난 후로는 앙숙이 되어 임란의 와중에서도 이순신 장군 추포령을 내린 선조시대 동인과 서인처럼 사사건건 시비를 가리느라 동네는 바람 잘 날이 없게 되었다. 이장 송씨Th1 세포 편Tc cell: 세포 독성 T세포 또는 세포살해 T세포과 박 주사 Th2 세포 편B세포으로 갈려 불란이 그칠 날이 없게 된 것이다.

다행히 송씨와 박씨간 갈등은 송씨와 박씨의 초등학교 스승이었던 새로 부임한 교장선생님Tregs: T regulatory cells, 조절 T세포의 중재 덕분에 이제는 길에서 만나면 어깨를 툭 칠 수 있는 사이가 되었다.

어느 날 이장 송씨Th1 세포의 하소연을 들은 교장선생님 사모님프로바이오틱스이 교장선생님조절 T세포에게 송군과 박군은 당신을 제일 따르던 제자들이니 잘 타일러서 다시 사이 좋게 지내도록 해보았으면 좋겠다는 조언을 한 후, 교장선생님이 2학년 2반 반장이었던 김약사인터루킨-10를 시켜 둘을 교장실로 오라 하여 예전 어릴 적 단짝이었던 두 사람이 손을 마주잡도록 한 일이 있었던 것이다.

이 극적인 화해로 하마터면 그 동안 박 주사Th2 세포와 사이가 좋지 않았던 이장 송씨Th1 세포*와 박 주사를 고깝게 보고있던 박 주사 라이벌인 이 주사세포살해 T세포*와 건너 마을 이장 최씨Th17세포*가 박 주사 퇴진 서명운동을 일으켜 건선으로 한 바탕 홍역을 치를 뻔한 마을의 더 큰 불상사도 막을 수 있게 되었다.

- **Th1 세포:** 염증유발인자인 IL-2인터루킨-2나 INF-γ감마인터페론를 생성하여 자가면역을 일으키는 림프구
- **세포살해 T세포**Tc cell, cytotoxic T cell: Th1와 Th17세포는 염증유발 싸이토카인심부름꾼을 시켜 조직을 파괴하는 반면 세포살해 T세포는 직설적 성격이어서 자기조직을 직접 파괴한다.
- **Th17세포:** 자가면역 현상은 주로 Th1세포가 주도하여 일으키는 것으로 알려져 왔으나 최근 연구결과에서 Th17이 더 주도적인 역할을 하는 것으로 보고되고 있다. Th1과 Th17 세포의 증가는 건선활성과 양적인 상관관계가 있다. Th17이 분비하는 IL-17A와 TNF****TNF-α라고도 한다가 각질형성세포내 건선과 관련된 유전자 발현을 유도한다.
- **TNF**tumor necrosis factor: 종양 괴사 인자: 급성기 염증반응을 일으키는 싸이토카인으로 주로 활성화된 대식세포에 의해 분비되는데 Th세포, NK-cell자연살해세포, 뉴런 등 다양한 세포에서 분비된다.

배려 깊은 타고난 중재자 프로바이오틱스와 조절 T세포가 없었더라면 장누수 사건 이후 5년이 지난 지금까지도 Th1과 Th2, 이 둘이 서로 으르렁거리는 소리에 몸은 편할 날이 없었을 것이다.

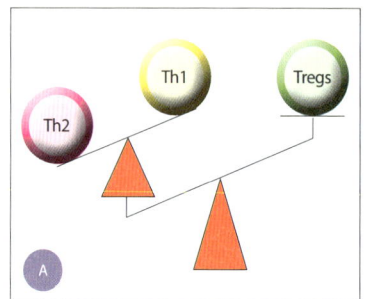 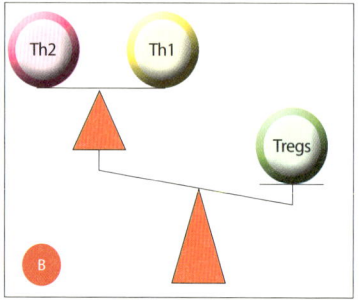

A: 아토피 피부염의 경우 시소가 Th2로 기울어져 있고 조절 T세포(Tregs)는 Th1, Th2를 제어하지 못하고 있다. 건선과 같은 자가면역질환의 경우는 작은 시소가 Th1으로 쏠리게 된다. 최근 연구에서 Tregs가 자가면역질환 원인으로 지목되고 있는 Th17의 과잉분비를 통제한다는 보고가 있다.
B: 정상인 사람은 Th1과 Th2가 균형을 이루고 Trges가 Th1과 Th2가 균형을 이루도록 잘 통제하고 있다.

이렇게 조절 T세포Tregs가 염증중지 명령을 내리는 인터루킨-10을 생산, 염증반응을 종식시키는데 프로바이오틱스가 큰 영향력을 발휘한다는 사실이 밝혀졌다. 이 이론은 늘 임상에서 확인 가능하다.

유산균의 동반자 비타민D

면역안정화 효과를 수행하는 또 하나의 존재가 있는데 바로 선사인 비타민이라 불리는 비타민D다. 비타민D는 유산균같이 Th1, Th2, Tregs 간의 시소 균형을 유지해 주는 중심점 역할을 한다.

비타민D는 자가면역반응을 주도적으로 이끄는 Th1과 Th17세포의 증가를 억제하고 Th2세포는 늘려 서로간의 세력균형을 맞추는 면역계의 중재자인 셈이다. 그렇다고 알러지반응의 주역으로 알려진 Th2세포를 과잉으로 증가시키지는 않는다. 정교한 균형추 역할을 하는 것이다.

염증차단에 비타민D를 중용해야 하는 이유는 엔에프카파비NF-kappaB라는 '염증유발 마스터 스위치'를 켜는 'TNFtumor necrosis factor, 종양괴사인자'라는 싸이토카인을 억제하기 때문이다.

자가면역반응은 염증이 발생한 조직을 청소하기 위한 절차이기 때문에 자가면역반응을 차단하기 위해서는 먼저 '염증유발 스위치'부터 꺼 놓고 볼 일이다. 이 작업을 잘하는 일꾼이 바로 프로바이오틱스와 비타민D다.

13

알러지에도 가짜가 있다

    알러지 반응은 IgE 항체로 인해 최종적으로 히스타민이 분비되면서 발생한다. 그런데 IgE가 증가하지 않았는데도 히스타민을 분해하는 효소인 DAO(diamine oxidase)가 부족하거나 활성이 떨어져 있는 사람이 히스타민이 많이 들어있는 음식을 섭취한 후 히스타민 농도 증가로 인해 가려움증이나 두통, 호흡곤란을 겪는 경우가 있는데 이것을 히스타민 불내성(HIT, histamine intolerance)이라고 한다.

    이렇게 음식에 의해 히스타민 수치가 높아져서 오는 알러지 유사 현상을 슈도 알러지(pseudo-allegy)라고 한다. 비록 나타나는 증상이 진짜 알러지 반응과 똑같지만 슈도 알러지는 면역반응 과정을 동반하지 않고 히스타민에 의해서만 반응이 나타난다는 점이 다르다.

시금치 녹차로도 알러지가 생길 수 있다

면역균형이 안정된 사람도 히스타민 부하가 커지면 알러지를 일으킬 수 있으므로 알러지 항체 수치가 높은 아토피 피부염 환자는 히스타민 고 함유 식품으로 알러지 증상이 더 악화된다.

강남성심병원 피부과 박천욱 교수팀은 한국인의 식단을 분석하여 어류, 육류, 과일·야채군, 유제품, 카페인 포함 음료, 주류 등 30종의 음식을 선정해 히스타민 함유량을 측정했다.

순위	식품	함유량(mg/kg)	순위	식품	함유량(mg/kg)
1	소시지	3,572	16	귤	429
2	참치	2,927	17	포도	315
3	고등어	2,467	18	적포도주	287
4	삼치	2,118	19	커피	282
5	돼지고기	2,067	20	딸기	257
6	꽁치	1,391	21	코코아	177
7	시금치	1,358	22	초콜릿, 백포도주	162
8	녹차	878	23	파인애플	158
9	껍질 깐 오렌지	743	24	달걀	136
10	땅콩	635	25	맥주	118
11	오렌지	632	26	우유	38
12	토마토	557	27	피클	23
13	치즈	533	28	소주	16
14	바나나	495			
15	오렌지 주스	462			

그 결과 단연 소시지가 일등이고 야채에서는 시금치가, 과일 중에서는 오렌지가 수석이다. 대표적 건강 차인 녹차는 7위에 올라

있다. 생선에서는 '치'자가 들어간 생선이 요주의 대상이다.

통풍환자의 경우에도 퓨린purine 함량이 높은 등 푸른 생선 섭취로 체내 요산 농도가 증가하여 통풍이 악화될 수 있으므로 가급적 섭취하지 않는 것이 좋다. 특히, 신선하지 않은 등 푸른 생선은 히스타민histamine 생성량이 많아져 알레르기를 일으킬 수 있으므로 섭취에 주의하여야 한다.

14

아토피 건선 완치를 2% 부족하게 만드는 것 1
새집증후군

여름에는 아토피 피부염 증상이 약해졌다가 늦가을 이후 난방장치를 가동하는 겨울 동안 아토피 피부염이 심해졌다면 땀을 통한 노폐물 배출 감소와 일조량 부족으로 인한 비타민D 감소 원인도 있겠으나 새집증후군을 의심해 볼 필요가 있다.

새집증후군sick house syndrome은 집을 지을 때 사용한 건축재, 벽지나 바닥재 같은 마감재에서 유출되는 휘발성 유기화합물로 집안 공기가 오염되어 각종 건강상의 문제를 일으키는 것을 말하는데 아토피 건선을 악화시키는 인자로 작용한다.

새집증후군을 예방하기 위해 이사 전 고온 난방을 하여 벽지나 바닥재, 가구 등에 배어 있는 휘발성 화학물질을 빼내는데, 방을 구워서 오염된 공기를 빼낸다 하여 베이크 아웃bake out이라고 한다.

베이크 아웃하는 방법은 다음과 같다. 가구에 설치된 모든 서랍을 열어 개방하고 모든 비닐커버를 벗겨낸다. 방문을 닫은 상태에서 하루 8시간 정도 35~40도로 고온 난방을 한 후 1~2시간 환기를 하는데, 이 과정을 5~6회 반복한다.

적절한 식이, 영양요법을 적용하면서 베이크 아웃을 한 후에도 아토피 건선이 진정되지 않는다면 바닥과 장판을 친환경 소재로 바꿀 필요가 있다. 그런데 이런 조치마저도 허무하게 만드는 일이 벌어지고 있다.

요즘 국내에서 생산되는 시멘트에 일본에서 수입된 방사능 오염 가능성이 높은 고철 슬래그철을 제련하는 제철 과정에서 발생하는 찌꺼기와 폐타이어, 중금속 덩어리인 석탄재가 들어가고 있다http://m.newsfund.media.daum.net/episode/83# 참조, 이 책이 출간될 즈음 이 자료가 사라질 가능성도 있을 것 같다.

요즘 지어진 건물로 이사 온 후 아토피 건선이 심해졌다면 이는 단순히 베이크 아웃으로 해결될 수 없는 문제일 수 있다.

지리산에 황토로 지은 집에서 생활한 뒤로 아토피 건선이 좋아졌다면 휘발성 유기화합물과 일본산 중금속, 방사능에 오염된 폐기물로부터 자유로워진 때문이기도 하다.

15

아토피 건선 완치를 2% 부족하게 만드는 것 2
중금속 오염

당연한 이야기지만 기원전 1,500년 경으로 추정되는 이집트에서 발견된 미이라의 세포에서는 화학물질이 전혀 검출되지 않았다고 한다.

그런데 최근 영국의 건강한 30세 여성의 지방세포에서는 무려 900여 가지의 유해 화학물질이 발견됐다고 한다. 오염의 심각성이 짐작을 넘는 수준이다.

아토피 건선 증상이 심각하거나 이 책에서 소개한 식이, 영양치료법을 보름 이상 충실히 적용했음에도 아토피 건선 개선이 벽에 가로막혀 있다는 느낌이 든다면 모발 중금속 검사를 권한다.

중금속은 생리기능을 수행하는 단백질과 결합, 내분비기능과 면역기능에 혼란을 일으키고 활성산소 발생원천이 되어 아토피 건선 완치를 가로막는다.

임신 이전에 축적된 중금속은 태아에게 전달되고 태어난 아이는 아토피, 자폐증, ADHD, 발달장애 등을 겪을 가능성이 높아진다.

치과에서 아말감 시술을 받았거나 대형어류참치, 삼치, 옥돔를 자주 섭취한 경우나 착실하게 백신접종을 한 경우 모발검사시 수은함량이 높게 나온다.

아토피 피부염을 앓던 임신 중반에 접어든 임부가 중금속 검사 결과 수은 중독으로 밝혀져 수은 해독 후 심했던 아토피와 부종이 사라진 임상례가 있다.

소아의 ADHD중 상당수가 중금속, 특히 납 중독이 많다. 아이가 불량 장난감을 입에 무는 것도 납 중독의 주요경로이므로 장난감 재질도 각별히 주의해서 살펴보아야 한다. 임신 전 모발 중금속 검사를 하여 중금속을 해독해 놓는 일은 아이 건강을 위한 현명한 조치다.

BMI(kg/m₂), 미의 기준인가?, 비만의 기준인가?

비만지방과다은 아토피 건선 완치를 방해하는 중금속으로 인한 피해를 줄이려는 자구적 노력 중 하나다. 지방이 지용성인 중금속을 가두어 두는 저장고 역할을 하기 때문이다. 따라서 중금속 피해 방호요소인 비만에 대해 알아볼 필요가 있다.

중금속이 세포활성도를 좌우하는 호르몬 수용체 또는 효소와 결합, 세포기능을 마비시키기 때문에 아토피 건선 완치를 위해 이들을 제거하는 일은 중요한 선결과제다. 하지만 중금속에 오염되어 있는 상태에서 이를 해독하기 전에 체중감량을 시도하면 지방층에 갇혀있던 중금속이 풀려나면서 염증반응을 일으켜 아토피 건선을 악화시킬 수 있다.

인체는 중금속 피해를 최소화 하기 위해 건강의 적이라는 오명을 쓰고 있는 지방과 콜레스테롤 생산량을 늘린다.

일본 국립농생물학 연구소Japanese National Institute of Agrobiological Sciences에서 동물실험을 통해 콜레스테롤 퍼즐 조각 하나를 찾아냈는데 소량의 납을 투여한 결과, 간에서 콜레스테롤 생산 효소를 발현시키는 유전자가 유도된 반면, 콜레스테롤 분해 담당 유전자는 억제되었음을 발견하였다. 납 농도에 따라 혈중 콜레스테롤 수치에 유의한 변화가 일어난 것이다. 건강식이요법을 잘 지켰는데도 콜레스테롤 수치가 지나치게 높게 나온다면 납 오염여부를 체크해 볼 필요가 있다.

한편 최근 서울대병원에 입원한 급성 뇌경색 환자 2천 670명의 입원 당시 뇌경색 중증도를 분석한 결과, 비만도가 가장 높은 환자는 가장 낮은 환자보다 중증일 확률이 3분의 1에 불과한 것으로 나타났다는 발표가 있었다. 지방세포에서 분비되는 아디포넥틴이라는 호르몬이 인슐린감수성을 높여 항동맥경화 작용을 하기 때문이라는 해석이다.

이렇게 비만할수록 오래 산다는 '비만의 역설'을 뒷받침하는 임상통계가 속속 발표되고 있다. 비만이 건강 위험요소가 아니라 오히려 건강 위협상황에서 인체 방호역할을 수행한다고 해석할 수 있는 이 비만의 역설은 런웨이 모델이 미의 기준이 된 지금, 그 기준을 벗어난 이들에게는 위안이겠지만 다이어트 산업에는 당혹스런 뉴스일 것이다. 앞으로 비만의 역설과 비만 만병설 간에 첨예한 대립이 예상된다.

그런데 애초 비만기준 설정이 잘못되어 있었다면 '비만의 역설'의 옳고 그름을 따지는 것은 무의미한 일이 돼버린다. 레오나르도 다 빈치가 피렌체의 부호 조콘다의 부인을 그린 모나리자의 모델 리자는 BMI가 26~29 정도의 여성으로 보인다. 레오나르도 다 빈치의 눈에 비친 그녀의 실루엣이 미의 기준점이 될 수는 없어도 건강의 기준선일 가능성은 배제할 수 없다.

비만하지만 오히려 건강하다는 '비만의 역설'이 등장할 수 밖에 없는 이유는 '비만기준 설정' 오류와 건강이 포화지방의 많고 적음에 영향받는 것이 아니라 비만의 질—세포막의 불포화지방 변성도 비만자라도 세포막이 변성되지 않은 모체불포화지방으로 채워저있다면 혈관의 탄성도나 신진대사능력은 전혀 문제가 없을 수 있다와 체내 미량영양소 불균형도—에 의해 좌우되기 때문이다.

이러한 요소를 고려하지 않고 포화지방량에만 초점을 맞춘 비만에 대한 연구는 전문가조차도 무엇이 맞는 얘기인지 혼란스러워할 상반된 결과를 내 놓게 될 것이다. 체중감량 저항weight loss resistance이 발생하는 현상도 중금속 오염에 대한 인체의 자구적 반응이라고 볼 수 있다.

중금속 해독 방법

체내 중금속을 제거하는 방법에는 킬레이션 요법chelation therapy과 포합conjugation, 미네랄 요법이 있다.

■ 킬레이션 요법은 중금속과 친화도가 높은 분자를 통해 유해금속을 포박하여 수용성으로 만들어 신장으로 배출시키는 방법으로 EDTA 혈관내 투여/DMSA 복용/메탈로치오네인 생성, 이렇게 3가지 방법이 있다.

EDTA는 경구흡수율이 낮아 정맥주사를 해야하므로 번거롭고 EDTA와 DMSA는 간과 신장에 부담을 줄 수 있으며 친수성인 관계로 세포내 유입이 어려워 세포외 중금속만 제독할 수 있다는 한계가 있다.

이와 달리 간과 신장에서 생성되어 골지체golgi body에 분포하는 메탈로치오네인metallothionein은 생체내 물질인 만큼 안전하며 세포내 중금속도 제독할 수 있다. 메탈로치오네인은 2개의 고리구조로 되어있는 시스테인황 함유 아미노산이 풍부한 저분자량 단백질로 이 단백질 생산에는 아연, 셀레늄이 필요하다.

치올기thiol group: 황을 함유한 화학구조와 결합하고 있던 유익 중금속아연, 구리을 유해중금속수은, 카드뮴, 납, 비소 등이 몰아내고 그 자리를 대신 차지하게 되는데 치올기와 결합하게 되면 수용성으로 바뀌어 소변이나 땀에 실려 몸 밖으로 추방된다는 사실을 모르는 중금속은 이렇게 스스로 무덤을 파게 된다.

탈취한 차가 마침 브레이크가 고장난 차인 것이다. 유해중금속의

황과의 결합력이 유익중금속에 비해 월등히 큰 것은 가슴 쓸어내릴 만큼 다행한 일이다.

아연, 셀레늄 섭취와 함께 황이 많은 양배추, 브로콜리, 마늘, 양파, 계란을 섭취하면 메탈로치오네인 생산여건이 잘 마련된다.

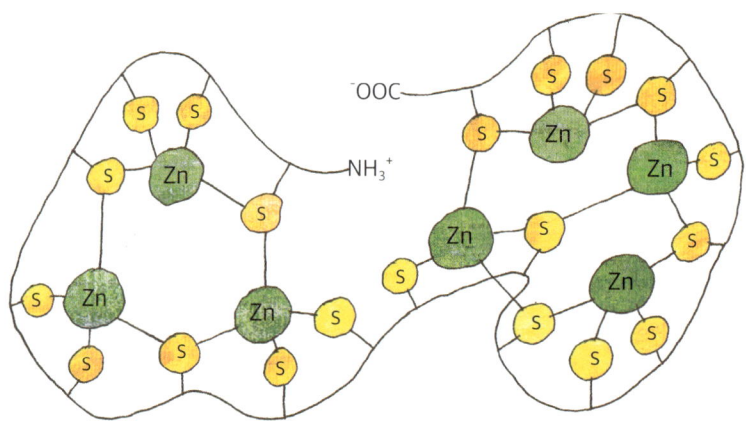

아연이 결합되어 있는 메탈로치오네인
S: 황, Zn: 아연

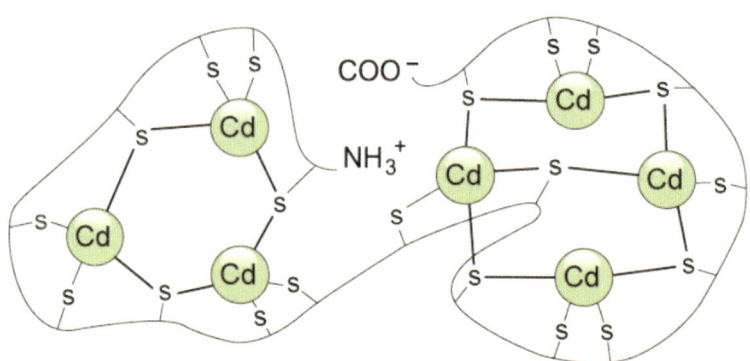

아연(Zn)자리가 7개의 카드뮴으로 치환된 메탈로치오네인

❷ 간의 2차 phase 2 해독과정에서 글루타치온 포합반응*을 통해 수은과 납을 신장으로 배출시키는 방법이다. 글루타치온은 시스테인, 글리신, 글루탐산으로 이루어진 펩타이드다.

* 포합반응: 물에 용해되기 어려운 노폐물이나 약물 등이 배설되기 쉽도록 하기 위해, 각종 화합물이나 기를 결합시켜 수용성으로 만드는 생체내 반응

❸ 미네랄로 유해중금속을 몰아내는 이이제이以夷制夷 방식의 중금속 제거법이다. 미네랄간 상호관계성을 표현한 아래 '미네랄 바퀴 mineral wheel'에서 보듯이 아연으로 납과 카드뮴을, 칼슘으로 납을, 셀레늄으로는 수은을 몰아내는 방법이다.

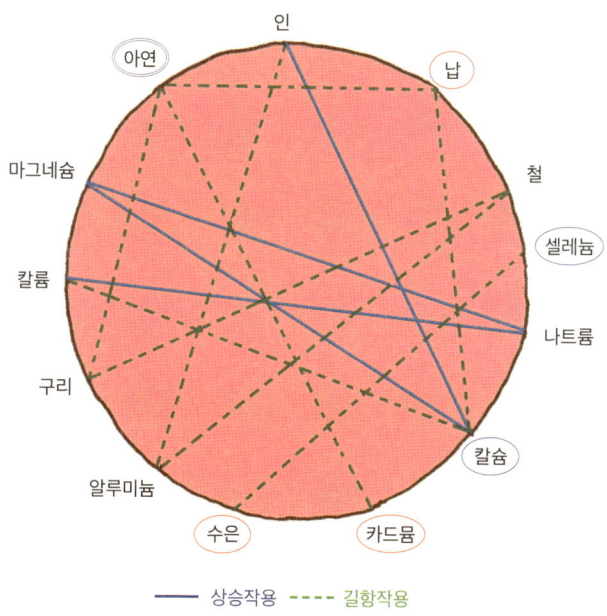

메탈로치오네인 구조화에 아연이 필요하고 생성에는 셀레늄, 칼슘, 마그네슘이 필요하므로 미네랄 요법은 결국 메탈로치오네인의 중금속 제거를 활성화하는 방법이기도 하다.

또한 마그네슘은 글루타치온 생합성에 필요한 핵심 요소이므로 마그네슘 섭취는 글루타치온에 의한 중금속 제거효율을 높이는 방법이다.

기타방법으로 비타민C 하루 3g로 중금속을 감싸서 wrapping 배출시키는 방법도 있다. 비타민C 하루 500mg 섭취로 적혈구내 글루타치온 농도가 50% 증가하였다는 연구결과가 있다. 식이섬유는 중금속을 흡착 배출시키는데 하루 30g 정도가 필요하다.

16

아토피 건선 완치를 위해 넘어야 할 허들 1
생체막(바이오 필름)

생물체는 무엇이든 자기를 보호하는 방어체계를 지니고 있다. 스텔스 비행기는 표면에 도포한 전파 흡수재 페라이트ferrite 덕분에 적의 레이더망을 피할 수 있다. 암세포는 세포막에 시알로뮤신이라는 단백질 위장막을 설치, 면역세포의 감시망을 피한다.

세균도 생체막이라는 방어막을 이용, 스스로를 방호한다. 생체막은 세균에게 항생제나 유산균의 공격을 피할 수 있는 참호이자 내성을 업그레이드하는 훈련소다. 장에 생체막이 폭넓게 뿌리 내리고 있으면 프로바이오틱스 섭취를 통한 장환경 개선 속도가 떨어지게 된다.

알러지 반응을 포함한 대부분 면역반응은 점막 경계선을 뚫고 항원이 침입한 결과 벌어진다. 프로바이오틱스는 유해균을 통제하여 유해세균이 내뿜는 유해독소로부터 장점막 손상을 최소화 하고 외부와의 경계선인 장점막을 강화, 항원의 침입을 막는다.

방어선이 뚫려 항원이 침입하게 되면 대식세포와의 교전이 벌어지게 되고 대식세포는 침입자를 물리칠 수 있도록 침입항원에 관한 정보를 '도움 T세포Th cell'에게 전달한다. 이때 Th1세포가 기세를 잡게 되면 자가면역질환이, 반대로 Th2세포의 세력이 커지면 알러지성 질환이 발생하게 된다.

프로바이오틱스는 Th1 세포와 Th2 세포 간 면역안정화를 이루도록 T조절세포억제 T세포를 유도한다.

마치 산소와 물처럼 평상시에는 프로바이오틱스의 존재감을 의식할 기회가 없지만 프로바이오틱스는 이렇게 보이지 않는 곳에서 일꾼이자 병사이자 중재자로서 1인 3역을 수행한다.

그러나 유해미생물세균, 효모, 진균이 항생제 공격도 막아낼 수 있는 생체막바이오필름을 만들어 장을 그들의 식민지로 만든 경우엔 고함량, 다균주 프로바이오틱스만으로 그들이 구축해 놓은 요새를 무너뜨리기에는 역부족일 때가 있다. 적 포병부대가 산속 땅굴에 진지를 만들어 포를 숨겨놓으면 노출된 표적만을 타격하는 포탄으로는 적진지를 괴멸시킬 수 없다. 완고한 아토피 건선의 경우 생체막 안에서 자라는 유해 미생물이 내뿜는 독소로 인해 간의 해독기능이 떨어져 피부염증이 심각해진다.

생체막은 1936년 제시된 개념으로 90% 이상의 세균이 생체막에서 서식한다고 알려져 있다. 나머지 10%는 정처 없이 떠다니는 유랑세포planktonic cell: 플랑크톤 세포다. 미국 질병통제 본부에 따르면 개발

국가에서 일어나는 감염의 65%는 생체막에 의해 일어나고 있다고 한다.

생체막은 습기가 있는 곳이면 어디서든 형성되는데 콘택트렌즈에서도 자라고 이와 잇몸 사이에 플라그를 만들며 수도관을 막거나 관을 부식시키기도 한다. 레지오넬라는 냉방기 안에서 생체막을 형성하고 있다가 호흡기를 통해 레지오넬라 감염중을 일으키고 여름철 대표적 식중독균인 대장균 O157이나 살모넬라는 식품표면이나 조리기구에 생체막을 형성, 치명적인 감염을 일으킨다. 가장 심각한 경우는 심장판막에서 세균이 생체막을 형성하여 발생하는 심내막염이다.

생체막 안에 있는 박테리아는 부유액 중에 떠다닐 때보다 500~1,000배나 더 항균제 내성을 지니게 되는데 생체막 안에 있는 세균들끼리 서로 항생제 내성 유전자를 주고 받기 때문이다. 생체막이 가지고 있는 또 하나의 문제는 이종간에 항생제 내성 유전자를 공유하는 시스템 덕에 그다지 공격적이지 않았던 미생물도 공격성이 강한 병원성균으로 탈바꿈하게 된다는 점이다.

부유상태의 세균에 의해 감염됐을 때는 증상이 쉽게 사라지지만 부착된 균에 의한 감염은 꺼지지 않는 불씨처럼 재발하게 된다. 환자들이 호소하는 어려움 중에 중이염에 항생제를 먹으면 나아지는 듯 하다가 며칠 지나면 다시 재발한다는 경우를 자주 접하게 되는데 이 또한 화농성 균들이 생체막 안에서 서식하고 있기 때문이다. 진지 밖으로 나와 있는 적군은 저격하기 쉽지만 진지 안에 있는 적은 제거하기가 어렵다. 병원성균이 생체막을 형성하게 되면 좀처럼 살멸하기 힘들게 되는 것이다.

  생체막은 현대 미생물학 분야에서 핫 이슈 중 하나다. 미생물학자들은 파스퇴르선생 때부터 줄곧 실험실 배지에서 자유롭게 이동하는 부유상태의 미생물만을 대상으로 연구를 진행해 왔기 때문에 생체막을 입게 된 세균이 부유상태의 세균과는 전혀 다른 행동특성을 보인다는 사실을 몰랐다. 개체 미생물과 군집 미생물간의 큰 차이를 간과하는 실수를 범한 것이다. 이 사실을 아토피 건선 치료시, 기타 감염증 치료시 늘 마음에 두고 처방구성을 해야 한다.

  생체막에는 마치 미니어처 도시처럼 영양소를 유통하기 위한 교량, 통로 같은 기반시설이 설치되어 있다. 생체막 안에 있는 이웃한 미생물들은 서로 협력하여 거주하기에 안락한 환경을 구축하는데 이들 중 몇몇은 조직을 위해 아치형 구조물이나 기둥 또는 지지구조를 만드는데 기꺼이 몸을 바친다.

  처음 정착을 시도할 때 세균은 자신과 장표면 사이에 작용하는 반데르발스 반발력 때문에 장벽에 달라붙지 못하지만 표면에서 떨어져 나가지 않은 세균은 선모線毛를 이용, 마치 배가 닻을 내려 항구에 정박하듯 장 표면에 뿌리를 내리게 된다.

  세균이 생체막을 형성하는 과정을 식민지 개척에 비유하면 이해가 쉽다. 초기 식민지 개척자들은 다양한 점착부위를 제공하여 새로운 이주자들이 쉽게 생체막에 안착할 수 있도록 하고 생체막 유지를 위한 인프라를 구축하기 시작한다. 마치 먼저 이민간 가족이

터를 닦아 놓고 나머지 가족을 초청하는 것과 같다.

　미생물학자를 당황케 하는 것은 박테리아가 표면에 부착하여 생체막을 갖게 되면 유랑시절과는 다른 유전자가 활성화 되면서 더 강력해진다는 사실이다.

　한낱 경덕궁지기였던 한명회가 계유정난을 성공시킨 후 큰 세도를 부릴 수 있게 된 것도 수양이라는 생체막에 편입된 덕분이다.

유해균이 미생물임을 의심케 하는
정족수 인지quorum sensing

　미생물들이 식민지를 건설하는 동안 생체막 내부에서 정족수 인지쿼롬 센싱 quorum sensing: 개체밀도 의존성 유전자 조절라는 신기한 생태계 현상이 벌어진다. 정족수 인지란 미생물들이 분비하는 신호 물질을 인지하여 개체밀도 증가현황을 모니터링하고 있다가 신호 물질의 농도가 어떤 임계치에 이르렀을 때, 즉 미생물집단의 개체밀도가 일정 수준에 도달했을 때 특정 유전자를 발현시키는 현상을 말한다. 데모인원이 일정수가 되었을 때 폭동이 일어나는 것과 같다.

　그 결과 마치 신병이 특수훈련을 받은 다음부터 1당 100의 전투력을 지니게 되는 것처럼 정족수 인지를 통해 독성인자가 발현되고 병원균의 생존능력이 증가되는 것이다. 생체막에서 정족수 인지가 일어나기 때문에 유해균은 점점 강해져 간다.

　개인용 컴퓨터 만 대를 연결하면 수퍼컴퓨터의 연산능력을 발휘하게 되는 것과 같다.

　유해균은 정족수 인지를 통해 프로바이오틱스나 항생제를 무력화하는 능력을 획득하는 것만으로도 가공할 위력을 얻게 되는데, 설상가상으로 이들은 면역세포를 지치게 만들어 힘을 빼기도 한다. 다당체 생체막으로 둘러쌓인 세균을 삼키기 어렵게 되면 화가 난 대식세포는 생체막을 공격하기 위해 염증성 효소와 사이토카인을 대량으로 뿜어내는데 이 때문에 애꿎은 근처조직이 피해를 당하게 된다. 이것이 장 조직을 무너뜨리는 또 하나의 원인이 된다.

도시설계사 유해균

　신입 이주자들은 미리 정착해 있던 세균에 달라붙기 위해 공동응집co-aggregation을 하게 되는데 공동응집을 통해 서로 다른 박테리아가 연결되어 복합구조물을 이루게 된다. 이로써 식민지 개척자들은 그들만의 작은 세계를 소유하게 되는데 이 작은 세계를 '성숙 생체막'이라고 한다.
　생체막 공동체는 끈끈한 점액으로 작은 도시를 지어 그 안에 버섯모양의 소규모 박테리아 군락을 형성하고 영양소와 산소공급, 박테리아 대사산물 수송, 쓰레기 처리, 효소 수송을 위한 통로를 설치한다. 지능이 없을 것이라고 생각하는 이들 단세포 미생물들이 마치 개미처럼 사회를 조직하는 능력이 있다는 것은 놀라운 일이다.

미물은 작다는 의미이지 결코 무지하다는 뜻이 아니라는 것을 알게 된다.

재미있는 것은 생체막이 그 안에서 작은 마을을 이루고 있는 각 박테리아집단의 입맛에 맞는 맞춤식 편의를 제공한다는 점이다. 생체막 구조물은 부위에 따라 산도pH와 산소농도가 달라서 혐기성균과 호기성 균이 한데 어우러져 살아갈 수 있도록 구성되어있다. 그들도 주상복합건물을 지을 줄 아는 것이다. 그곳에 은행은 없을까 싶을 정도다.

철옹성 생체막을 해체하는 방법

생체막이 형성되어 있는 현대인의 장상태를 개선하려면 생체막을 해체할 수 있는 별도의 방법이 필요한데 다행히도 자연적인 방법으로 생체막을 붕괴시킬 수 있는 방법이 있다. 그 중 하나가 락토페린인데 락토페린이 존재하는 환경에서 자란 박테리아는 생체막을 형성하지 못하게 되어 프로바이오틱스나 항생제에 취약하게 된다.

칼슘, 철, 마그네슘은 생체막 형성에 사용되는 필수미네랄로 생체막을 이루는 고분자물질음이온 영역간의 가교를 건설하는데 필요한 양이온을 제공한다. 마치 천막을 칠 때, 천막 한쪽 고리음이온 영역와 반대편 고리음이온 영역를 봉양이온으로 연결하여 천막이 펴지도록 하는 것과 같다.

철은 박테리아 증식에 매우 중요한 영양소이며 생체막 건설에 필요한 골재인데 락토페린은 철을 가로채서 박테리아 성장과 생체막 건설을 방해한다.

임신 중 모체는 박테리아 감염위험을 차단하기 위해 스스로 혈액 중 철분 농도를 줄인다. 따라서 임신기간 중 약간의 빈혈증상은 재빨리 회복시켜야 할 위험신호가 아니라 태아를 박테리아로부터 지키기 위한 창조주의 배려와 모성애의 본능적 발휘라고 이해해야 한다.

철농도가 낮은 상태임을 감지하게 되면 박테리아는 식민지 건설을 포기하고 목초지의 풀을 다 뜯어먹은 양떼처럼 이주할 곳을 찾아 다시 플랑크톤 생활을 하게 된다. 세균이 다시 유랑자 신세가 되는 바로 이때, 프로바이오틱스 효과가 확실하게 나타나게 된다. 참호 속에 숨어있던 적이 참호 밖으로 나왔을 때가 효과적으로 적을 저격할 수 있는 절호의 기회다.

생체막을 분해하는 또 하나의 방법은 생체막이 베타글루칸이나 헤미셀룰로스와 같은 다당체로 이루어진 점에 착안, 이들 다당체를 분해할 수 있는 효소인 베타글루카나제, 헤미셀룰라제를 섭취하는 방법이다. 이들 효소는 베타글루칸으로 이루어진 박테리아와 효모균, 진균의 세포벽과 그들이 생체막을 짓기 위해 분비한 다당체를 분해한다. 음식으로는 코코넛 오일에 들어있는 중쇄지방산 라우릭산 lauric acid이 생체막 분해에 도움을 준다.

위장관내에 세균, 진균, 효모균이 과잉 증식하면 그들이 분비하는 베타글루칸이 소화기관내에 누적되어 소화불량, 가스로 인한 복부팽만감, 복부불쾌감, 잔변감이 나타난다.

병원성 미생물은 항생제 내성 유전자를 타고나거나 생체막에 거주하는 동안 항생제 내성 유전자를 획득하게 되므로 균을 물리치기 위해 현대의학에서 사용하는 항생제, 항진균제는 오히려 이들의 생존능력을 강화시켜 주는 응원군이 될 수 있다.

나그네의 외투를 벗기는 시합에서 승자는 바람이 아닌 햇빛이었다. 무엇이 균들이 걸친 망토를 거둬내는 햇빛인지, 그것을 깨닫는 지혜가 고질적인 아토피 건선 완전치료를 위해 필요하다.

17

아토피 건선 완치를 위해 넘어야 할 허들 2
부신피로

현대인은 늘 피로하다. 만성피로의 늪에 빠져 있기 때문이다. 예전의 피로가 하룻밤 자고 나면 씻겨지는 수용성 육체피로였다면 지금의 피로는 창틀에 낀 미세먼지처럼 잠으로는 잘 닦여지지 않는 지용성 정신피로가 주이기 때문이다.

아침에 일어날 때, 몸이 물에 젖은 솜처럼 느껴진다면 만성피로 단계에 와 있다고 볼 수 있다. 자동차에는 노면충격을 줄여주고 주행안정성을 높이기 위해 쇽업쇼버(완충기)라는 장치가 있는데 인체에도 5장 6부로 전달되는 외부충격량(스트레스강도)을 줄여주는 부신이라는 쇽업쇼버 같은 장치가 있다. 반복적인 강한 노면충격으로 쇽업쇼버가 손상되면 자동차의 주행안정성이 떨어지게 되는 것처럼, 인체도 고강도의 정신적 스트레스를 지속적으로 받게 되면 부신이라는 기관이 위축되어 안정적인 생리작용이 일어날 수 없게 된다.

숲길에서 불곰과 마주쳤을 때 목숨을 유지하려면 우리는 헐크가 되거나 우사인볼트가 되어야만 하는데 부신이라는 기관이 없다면 헐크의 괴력이나 우사인볼트의 순발력은 발휘할 수 없게 되고 그저 곰의 선처만 바라는 무력한 존재가 될 수 밖에 없다.

스트레스 반응 2가지

위험상황과 마주하게 되면 위기를 모면하기 위해 우리 몸에서 2가지 반응이 일어나는데 교감신경 활성화_{전투 또는 도피반응}와 HPA축 활성화_{부신피질반응}가 그것이다. 교감신경이 활성화되면 즉시 위기상황을 극복할 수 있도록 교감신경과 부신수질에서 아드레날린_{에피네프린이라고도 한다. 순환 에피네프린의 90% 이상이 부신수질에서 생산된다}이 분비되어 심장박동이 빨라지고 뇌와 근육으로의 혈류량이 늘어나 몸이 민첩하게 움직일 수 있는 '전투 또는 도피반응_{fight or flight response}'이 일어나고 한 쪽에서는 위기상황의 장기화에 대비, 전투 또는 도피반응을 지속할 수 있도록 '시상하부-뇌하수체-부신'으로 이어지는 호르몬 전달축이 활성화 되어 부신피질호르몬 분비가 증가되는 부신피질반응이 일어난다.

'전투 또는 도피 반응'은 즉시형 스트레스 반응으로 급박한 위기

상황에서 살아남으려면 근육을 순간적으로 슈퍼맨 근육으로 만들어야 하기에 중추로부터 전기 자극전기가 가장 빠르므로에 의해 교감신경에서 아드레날린이 분비되어 근육에 자극이 전달되도록 한다. 터보차저를 작동시켜 소형엔진이 순간적으로 큰 출력을 낼 수 있도록 하는 것과 같다.

한편 스트레스를 받으면 뇌의 시상하부에서 이름도 길고긴 부신피질 자극호르몬 방출호르몬CRH을 분비하는데 CRH는 10여 초만에 시상하부 아래에 있는 뇌하수체로 이동, 부신피질자극호르몬ACTH을 분비한다. 다시 ACTH는 뇌를 떠나 혈관을 타고 수분 내에 부신피질에 도착해 부신피질호르몬코티솔을 분비케 한다. 교감신경 흥분으로 극대화된 근력을 장시간 유지할 수 있도록 코티솔은 당신생gluconeogenesis과 글리코겐분해glycogenolysis를 통해 근육이 사용할 연료인 혈당을 높여놓는다. 이렇게 부신피질은 5분 대기조인 교감신경이 전투를 지속할 수 있도록 병참부대 역할을 한다.

스트레스가 몸에 끼치는 영향

스트레스가 우리 몸에 어떤 속도와 강도로 손상을 입힐 수 있는지 알아보자. 스트레스 관리의 중요성을 파악해 몸을 방어하기 위함이다. 최초 스트레스 자극을 받은 지 6~48시간이 지나면 면역과 관련된 흉선, 비장, 임파선이 수축되고 체온이 떨어지며 소화기가 손상되기 시작한다. 전투력과 직접적인 관련성이 없는 생리기능은 최대한 줄이고 위기탈출에만 에너지를 집중하기 위한 조치가 취해지는 것이다. 그 중요한 면역기능을 일부 포기하면서 까지 스트레스에 대처하는 인체반응을 보면 얼마나 스트레스가 위협적인 존재인지 짐작할 수 있다.

물이 식도를 타고 위장에 도달하는 감각을 통증으로 느끼게 하는 것이 바로 스트레스다.

초기 경보단계를 지나 스트레스를 받은 지 48시간이 넘어서면 부신이 커지고 성장이 멈추며 생식선이 위축되는 저항단계로 들어서는데 유즙분비도 멈추게 된다. 스트레스 극복을 위해 극단적인 자원 재분배가 이루어지는 것이다. 이 단계를 넘어서면서 질병의 틀이 마련되기 시작한다.

스트레스가 1~3개월 정도 지속되면 마지막 단계인 소진단계로 넘어가 체력상실, 의욕상실기가 온다. 숲에서 불곰을 만나도 이제는 굳이 피하고 싶지 않은 '케세라세라' 상태가 되는 것이다. 이젠 상처가 잘 아물지 않고 무기력, 우울증, 분노조절장애, 기억력 급감, 체온조절 장애, 심혈관계 장애 등 여러가지 증상이 나타나게 된다.

예전 시집살이가 왜 부인병의 큰 원인이었는지 이해할 수 있다. 사람사이의 마찰이 가장 큰 스트레스이기 때문이다. 반대로 반려견을 키우는 것이 힐링수단이 될 수 있다. 그들은 영혼이 맑아 우리와 마찰이 없기 때문이다.

1930년대 '스트레스 학설'을 제창한 한스셀리에 박사가 발견한 스트레스 반응은 위기에 처한 포유류가 위험상황에서 생존을 위해 몸의 한정된 자원을 재배치하는 과정이다. 스트레스는 염증 마스터 스위치 NF-kappaB엔에프 카파비를 켜서 염증을 일으키고 몸의 한정된 자원을 스트레스 반응에 쏟아붓게 하여 뼈와 기관 구조를 허물고 호르몬 생산 시스템을 항스트레스 호르몬인 코티솔 생산에만 집중케하여 다른 부신출신 성호르몬간 밸런스를 깨뜨려 총체적인 건강문제를 일으킨다. 스트레스가 만병의 근원인 이유다.

부신이 탈진하여 부신피질호르몬 분비능력이 떨어지면 염증반응에 매우 예민한 아토피 건선 또한 그 치유속도가 현저히 떨어지게 된다. 따라서 부신피로는 아토피 건선 완전정복을 위해 뛰어넘어야 할 또 하나의 허들이다.

정신적 스트레스가 현대인의 심신건강에 심각한 위협이 되는 것은 첫째 인간은 스트레스 상황이 해제된 후에도 기억을 재생하여 선명하고 격렬한 감정을 반복 경험할 수 있기 때문이고 둘째 뇌는 실제 상황과 상상을 구분하지 못하기 때문이다.

기억 재생능력으로 인해 정신적 트라우마를 겪고 상상의 능력으로 다가오지 않은 미래의 불안을 앞당겨 체험함으로써 불안증을 겪게 된다. '정신적 트라우마'와 '상상체험'이 부신을 끊임없이 고갈시키기 때문에 정신적 스트레스는 육체적 스트레스 보다 광범위하고 지속적인 파괴력을 가진다.

그래서 가장 좋은 치유법은 망각이다. 암, 자가면역질환, 통증이 심한 경우 망각의 가치는 더욱더 크다.

주연 : 5장 6부, 조연 : 부신

생명유지의 공이 모두 5장 6부의 몫인 것 같지만 고강도 스트레스에 겹겹이 포위되어 있는 현대인에게 있어 그 공의 상당부분은 부신의 몫으로 돌려야만 하는 상황이 되었다. 맹수와 마주할 일이 없으면 늘 휴식상태였던 수렵인들의 부신과는 달리 매 순간 정신적 스트레스에 노출되어있는 현대인의 부신은 쉴 틈 없이 가동되고 있다는 게 우리의 문제다.

남녀 주인공의 평이한 연기만으로도 흐름이 전개되던 예전 영화와 달리 갈등과 반전이 가파르게 전개되는 요즘 영화에서는 조연의 연기가 영화 완성도에 주연이상의 영향을 미치는 경우를 흔히 보게 되는데 현대인의 몸 속에서도 이와 같은 변화가 일어나고 있다.

예전의 단순 스트레스 사회에서는 주연배우 5장 6부의 기능만 정상적으로 작동되면 건강유지에 별다른 문제가 없었다. 하지만 부신이 탈진될 만큼 고강도 스트레스에 노출되어있는 현대인의 조연배우 부신에 대한 연기 의존도는 주연배우 5장 6부를 넘어서고 있다. 부신의 크기와 성능은 예나 지금이나 같은데 부신이 처리해야 할 스트레스의 강도와 양이 전과는 비교할 수 없을 만큼 커졌기 때문이다.

부신은 신장 위에 고깔모자처럼 씌워져 있는 조직으로 양쪽을 합해도 볼펜 두 자루 정도 무게인 10g밖에 안 되지만 양 어깨를 짓누르는 삶의 무게를 말없이 짊어져 주는 생의 동반자다. 부신은 수질과 피질이 한 조가 되어 다양한 유형의 스트레스에 대처하는데 염증조절/혈압조절/혈당조절/스트레스조절 등 항상성 유지에 중요한 조절기능과 난소와 고환을 대신하는 성호르몬 생산 백업장치 역할을 담당한다.

부신기능이 떨어지게 되면 성격이 예민해 지고 심한 경우 감정조절이 안 되는 분노조절 장애 상태에까지 이르게 된다. 참을성스트레스 내성은 부신에서 나오는 것이다. 의지력이 사고와 이성적 판단에서 나오는 것 같지만 실은 호르몬의 힘을 빌리고 있다. 누군가 성격이 까칠해졌다면 그 사람의 부신이 삶의 무게를 버거워하고 있는 것이다. 부신이 피로해지면 항스트레스 호르몬인 코티솔 분비가 줄어들어 충분한 항염능력을 발휘할 수 없게 되고 항염능력이 줄면 인체 조직의 구조 완전도integrity가 떨어져 그 만큼 에너지 생산능력도 줄어들게 된다. 볼트, 너트가 풀려있는 엔진이 온전한 출력을 낼 수 없는 이치다.

건강서적을 읽기 좋아하는 분이 이런 예리한 질문을 한 적이 있다.
"부신피질호르몬코티솔을 오래 먹거나 바르면 코티솔 과잉 때문에 면역기능이 떨어진다고 합니다. 그런데 부신피로에 관한 책을 보면 부신피로가 면역기능을 떨어뜨린다고 써있습니다. 부신피로는 코티솔 부족 상태인데, 오히려 면역기능이 좋아져야 하는 것 아닌가요?"

책에 부신피로시 나타나는 증상을 설명 없이 나열해 놓은 탓에 나온 질문이다. 부신피질호르몬이 잘 나오지 않는 상태가 부신피로이므로 부신피로가 되면 오히려 면역기능은 높아지지 않겠느냐는 뜻이다.

외부독소든 내부독소든 독소는 결국 세포막이나 미토콘드리아 막, 핵막에 염증을 일으켜 막 구조를 파괴하는 물질이다. 대부분의 효소는 세포막 부근에서 활동하며 미토콘드리아 내막은 ATP생산 과정에서 가장 핵심시설이고 핵막은 DNA손상을 막는 최후의 방어막이다. 이런 중요한 막들이 염증으로 손상되면 에너지생산 효율과 세포 재생율이 떨어져 면역기능유지에 필요한 에너지가 줄고 면역세포 생산도 감소되어 면역력이 떨어지게 되는 것이다.

또 하나의 조연, 갑상선

부신과 같이 오랜 시간 5장 6부 주연에 가려져 주목받지 못하고 있던 조연배우가 하나 더 있는데 바로 갑상선이다. 갑상선은 티로신아미노산과 요오드iodine를 주재료로 '엔진 점화장치와 가속페달'에 해당하는 갑상선호르몬을 만드는 기관이다. 우리 몸은 세포의 에너지 수요가 늘면 갑상선호르몬에 의해 미토콘드리아가 증식, 에너지 공급량을 늘린다.

적당한 운동이 활력을 유지하는데 필요한 이유다. 그런데 탱크에 연료가 가득해도 가속페달과 점화플러그가 정상 작동되지 않으면 엔진출력이 나올 수 없듯이 요오드, 단백질 섭취가 부족하거나 활성산소, 할로겐족 원소염소, 불소 브롬 오염으로 갑상선기능이 떨어지게 되면 인체가 필요로 하는 만큼의 활성 갑상선호르몬을 생산할 수 없게 되어 정상적인 신진대사를 이어갈 수 없다.

악어와 악어새, 부신과 갑상선

갑상선기능을 떨어뜨리는 또 다른 중요원인으로 부신기능 저하가 있다. 신진대사를 가속하기 위해 갑상선호르몬이 필요할 때 TSHthyroid stimulating hormone라는 호르몬이 뇌하수체에서 나와 갑상선을 노크하는데 부신피로로 부신피질호르몬 분비량이 너무 적어지면 TSH 분비가 억제되어 갑상선 기능이 떨어지게 된다.

그런데 부신항진으로 부신피질호르몬이 과잉일 때도 동일한 TSH억제효과가 나타난다. 부신항진에서나 부신탈진에서 같은 결과가 나오는 것이다.

부신항진, 부신저하 모두에서 같은 결과가 나온다는 것이 언뜻 생리적 일관성에서 벗어난 듯 보이지만 아래 그림에서처럼 부신피로부신탈진가 오기 직전, 부신항진을 겪게 되기 때문에 인체가 부신항진을 부신탈진과 같은 상황으로 인식하는 것으로 볼 수 있다. 초가 꺼지기 직전 혹 불꽃이 커지는 순간이 있다.

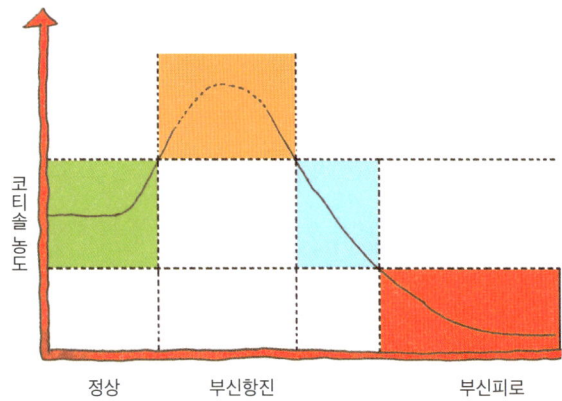

부신이 갑상선 기능에 영향을 주는 것만큼 갑상선도 부신에 영향을 미친다. 우리 몸 어느 기관도 독립적으로 존재할 수 없으므로 당연한 일이기도 하다. 갑상선호르몬은 모든 세포에 영향을 주지만 특히 최근 현대인의 질병다발 지역이 되어버린 호르몬 분비기관^{시상하부, 뇌하수체, 갑상선, 부신, 유방, 난소, 전립선, 고환 등}의 분비기능 활성화에 필요하다.

갑상선호르몬은 항염에 꼭 필요한 부신피질호르몬을 생산하는 부신의 분비기능을 높여주고 부신은 부신피질호르몬을 동원, 염증 때문에 갑상선 구조가 손상되는 사고를 막아준다. 부신과 갑상선은 악어와 악어새처럼 상부상조 체제를 구축하고 있다.

부신과 갑상선을 살리는 영양소

요오드

갑상선호르몬의 주재료로 사용되어 부신기능을 돕고 수은, 납, 카드뮴, 비소 등 중금속과 할로겐족 원소^{불소, 염소, 브롬: 요오드 대신 호르몬 분비기관과 결합, 분비기능을 떨어뜨린다}를 해독한다. 갑상선호르몬 합성에 사용되고 남은 요오드는 아라키돈산과 결합 델타 요오드락톤—delta-iodolactone: 암세포의 자가소멸^{apoptosis}을 촉진, 종양증식을 억제하는 항암작용을 한다—으로 전환된다.

비타민A, C, E, B₂, B₃, B₆

갑상선호르몬이 만들어지는데 필요한 영양소다.

셀레늄

갑상선세포는 갑상선호르몬 T_4가 만들어질 때 생성되는 과산화수소H_2O_2로부터 자신을 보호하기 위해 과산화수소 제거에 필요한 글루타치온 과산화효소glutathione peroxidase를 생산하는데, 셀레늄이 부족하면 이 효소가 만들어지지 않아 과산화수소에 의한 갑상선 조직손상이 일어난다.

또한 셀레늄은 갑상선호르몬 T_4요오드 4개가 있는 갑상선 호르몬를 그 보다 활성이 3~4배 높은 T_3요오드가 3개 있는 갑상선 호르몬로 변환시키는데 필요하다. T_4는 부동산, T_3는 현금이다.

T_4에서 요오드 1개를 떨어뜨려 T_3를 만드는데 탈요오드화효소 deiodinase가 필요한데 셀레늄이 결핍되면 이 효소가 만들어지지 않기 때문에 T_4에서 T_3로의 호르몬 전환장애가 발생, T_4 값은 정상흔히 갑상선기능 정상유무를 이 값으로 평가한다인데 나타나는 현상은 갑상선 기능저하증일 때가 있다.

또 한 가지, 지속적인 스트레스를 받아 부신피질에서 과량의 코티솔이 분비되면 T_4 를 rT_3reverse T_3: 역 갑상선호르몬로 전환시키는 효소가 작동하여 rT_3가 증가하게 되는데, rT_3의 활성능력은 T_3의 1% 정도에 그치기 때문에 rT_3 우세현상이 일어나면 T_4수치가 정상이어도 갑상선 기능저하증이 나타나 기운이 없고 체온대사에 이상이 발생, 손발이 차갑게 된다.

문제는 예를 들어 고부갈등이 종식되어 며느리 부신의 코티솔 생산능력이 정상으로 되돌아 간다해도 rT_3 우세현상이 사그러들지 않는다는데 있다. 일단 $rT_3:T_3$ 불균형이 발생하면 이 자체가 지속적으로 rT_3를 생산하라는 고정신호로 작용하는 것 같다. 마치 항원에 한 번 노출되면 이를 기억 세포memory B cell가 몇 년 혹은 평생 기억하는 것과 같은 현상이다. 뇌만 트라우마를 기억하는 것이 아니다.

그래서 코티솔 농도가 높아져 일단 rT_3 우세가 일어나면 코티솔 농도가 정상 이하로 떨어지더라도 rT_3 우세현상이 지속되는 것이다. 부신피로를 겪는 사람이 왜, 만성피로를 호소할 수 밖에 없는지에 대한 또 하나의 이유다. 혈액검사상 갑상선기능T_3 생산능력은 정상으로 나왔는데, 손발은 차갑고 기운이 없고 정신이 몽롱하다면 rT_3 우세현상을 점검해 볼 필요가 있다.

rT_3와 T_3는 요오드 3개중 1개의 결합위치만 다른 쌍둥이이렇게 화학식은 같은데 화학구조가 다른 쌍둥이를 이성질체라 한다 인데, 다같이 T_4에서 나온 자식이지만 rT_3는 T_3가 앉을 의자수용체에 먼저 앉아 T_3 기능을 가로막는다.

스트레스와 함께 굶주릴 때에도 rT_3 생성율이 증가하는데, 이는 T_3가 세포를 활성화 하여 에너지를 소진해 버리면 기아상태에서 오래 버틸 수 없기 때문에 생명유지를 위한 비상수단인 것으로 보인다. 하지만 이 비상수단은 초저칼로리 다이어터들이 요요현상대사저하 현상을 피할 수 없게 만드는 덫이 되기도 한다.

셀레늄 외에 T_4를 T_3로 전환하는데 아연, 구리도 필요하다.

갑상선기능을 저하시키는 물질을 고이트로젠goitrogen이라고 하는데 십자화과 식물이나 콩과 식물이 여기에 속한다. 브로콜리, 콜리플라워, 양배추, 콩, 호두, 아몬드는 요오드와 결합, 갑상선에서 요오드를 사용할 수 없게 만드는 고이트로젠들이다. 마치 쌀독에 뿌려진 모래 같은 존재들이다. 갑상선기능이 떨어져 있는 사람들은 이들 음식을 잘 익혀 먹거나 조금만 섭취하는 것이 좋다.

비타민C

부신기능 활성화에 필요한 대표적 영양소다. 부신피질호르몬 합성에 필요하며 부신조직을 회복하는데 필수 구성재료로 사용된다. 비타민C는 되도록 바이오플라보노이드bioflavonoid가 함께 들어있는 제품을 선택하여 섭취하는 것이 좋다.

비타민B_5와 비타민B군

포도당이 쪼개져서 생긴 피루브산이 '아세틸 코엔자임A'라는 연료로 바뀌면 TCA 발전기가 가동되어 세포에 에너지를 공급할 수 있게 된다. 아세틸 코엔자임A는 모든 세포에 존재하지만 특히 부신에 고농도로 존재하는데 그 이유는 부신호르몬을 만드는 일에 많은 에너지가 소모되기 때문이다.

원유 정제과정을 거쳐 고급휘발유가 나오듯이 피루브산원유을 아세틸 코엔자임A휘발유로 정제하려면 코엔자임 A$^{Co\ A}$라는 물질이 반드시 필요한데 비타민B_5는 바로 이 코엔자임 A를 만드는데 필요한 블록이다.

비타민B$_5$가 부족하면 기운을 차릴 수 없고 부신기능이 저하되는 이유다. 비타민B$_5$와 함께 다른 비타민B도 함께 섭취하는 것이 좋다. 비타민B군에 속하는 요소들B$_1$~B$_{12}$은 일련의 생화학반응을 일으키기 위해 팀 플레이를 하는 경우가 많기 때문이다.

마그네슘

인체의 스트레스 처리 시스템은 머릿글자를 따서 HPA축이라고 하는 시상하부hypothalamus-뇌하수체pituitary-부신adrenal gland으로 이루어져 있다. 시상하부는 감지된 스트레스 강도에 따라 뇌하수체에 보낼 호르몬 양을 조절하고 뇌하수체는 시상하부가 보낸 신호를 수용, 부신에 부신호르몬을 분비토록 한다. 따라서 부신피로는 단지 HPA축 말단의 부신기능이 떨어진 상태만을 의미하는 것이 아니라 부신의 통제본부인 시상하부와 뇌하수체의 과민상태를 포함하는 현상이다.

같은 강도의 스트레스에 노출되어도 중추기관의 예민도에 따라 부신반응에 차이가 나는 것이다. 마그네슘은 뇌의 신경예민도를 누그러뜨리는 천연이완제로 작용, 외부스트레스에 대해 완충제 역할을 한다. 이렇게 부신기능을 보호, 회복하는데 마그네슘의 도움이 크다.

마그네슘은 ATP합성과 이용에 관계된 효소를 포함, 300개 이상의 효소 작동에 필요한 미네랄로 DNA, RNA 합성에도 이용된다. ATP는 세포 내에서 마그네슘과 결합한 상태로 존재한다.

현대인에게 마그네슘이 더 각별한 이유는 마그네슘이 부신호르몬 분비가 시작되는 기준점set point을 높여주기 때문이다. 자동차의 완충기가 고장나면 적은 노면충격에도 자동차가 출렁이듯, 마그네슘이 부족하면 부신은 사소한 스트레스에도 부신호르몬을 울컥 쏟아내게 된다.

따라서 마그네슘이 부족해지면 부신피로도가 증가하게 된다. 마그네슘이 부신피로를 일으키는 중추긴장도를 떨어뜨리므로 중추성 부신피로를 예방, 해결하는데 마그네슘은 필수영양소다. 마그네슘이 부족해지면 세포의 흥분성이 증가하기 때문이다.

스트레스를 받게 되면 마그네슘은 소변을 통해 배출량이 늘어나 다음과 같은 악순환의 고리가 형성된다.

스트레스 ➡ 마그네슘 손실 ➡ 스트레스 민감도 증가 ➡ 마그네슘 손실율 더욱 증가

한편 마그네슘은 세포내 전기자극을 조절하기 위해 칼슘과 듀엣으로 움직이는 영양소이기도 하다. 인체는 전기신호에 의해 통제되고 있다. 전기자극을 일으키기 위해 칼슘이 세포 내로 들어가서 일을 마치고 나면 마그네슘이 에스코트하여 세포 밖으로 내보내야 하는데 마그네슘 부족으로 세포에 칼슘이 오래 머물게 되면 세포기능 장애가 일어나고 세포가 과흥분 되어 근수축이 지속된다. 마그네슘이 눈떨림 해결에 제일 먼저 동원되는 이유다. 밭갈이가 끝난 소는

농부가 고삐를 잡고 밖으로 몰고 나와야 하는데, 소가 계속 밭에 머물게 놔 두면 밭이랑이 망가진다.

  이 밖에도 부신세포막과 부신세포의 미토콘드리아내막을 구조화하는데 사용되는 모체필수지방산PEO: parent essential oils과 단백질 섭취가 필요하다. 언제나 완전한 기능은 완전한 구조에서 나오기 때문이다.

18

아토피 건선 완치를 위해 넘어야 할 허들 3
칸디다 과증식증과 소장내 세균 과증식증

습도가 높은 점막장, 질, 요도에 상주하는 칸디다는 효모yeast의 일종으로 정상상태에서는 인체에 무해한 미생물이다.

이들은 점막의 산도가 높을 때는 증식이 제어되고 효모형태로 존재하지만 산도가 낮아지면 트랜스포머의 디셉티콘처럼 본색을 드러내 곰팡이mold 형태로 전환, 균사성장hyphal growth을 하게 된다. 원래 효모는 균사성장을 하지 않는다. 대장은 pH 5.5~7정도의 약산성 상태가 건강한 상태다.

균사는 실처럼 가늘고 길게 늘어진 형태로 게 껍질과 같은 키틴질로 장점막을 쉽게 뚫을 수 있어서 장누수를 일으키고 조직에 침입하여 세포를 괴사시키기도 한다.

칸디다는 탄소수 6개인 육탄당포도당, 과당을 에너지 원으로 사용하고 세포벽80%가 탄수화물로 이루어져 있다을 만드는데 재료로도 이용한다.

암모니아는 칸디다가 설탕을 발효하여 만드는 알카리성 가스인데 위장관의 알카리도를 높여 다른 효모균들도 덩달아 증식하게 만든다. 평소 단 것을 좋아하는 사람이 특별히 짚이는 이유 없이 머리가 무겁다면 칸디다가 내뿜는 암모니아에 의한 증상이라고 의심해 볼 수 있다.

칸디다에 대해 설탕과 상대되는 음식이 코코넛 오일이다. 카프릭산, 라우릭산이 들어있는 코코넛과 프로바이오틱스는 장내 환경을 약산성으로 만들어 칸디다 과증식을 막아내는 콤비플레이어다.

칸디다에게 의식주를 제공해 주는 것이 육탄당이라면 장 생태계를 파괴하여 칸디다가 장을 접수할 수 있도록 길을 터주는 것은 항생제다. 젖산과 아세트산을 생산, 장을 약산성 상태로 유지하는 유익균을 살멸하기 때문이다.

항생제는 꼭 병원처방전을 통해서만 복용하게 되는 것은 아니다. 식탁에 올라오는 육류, 양식어류를 통해서 우리는 늘 항생제를 복용하고 있다. 성장촉진을 위해서 혹은 감염방지를 위해서 사료에 배합되고 있기 때문이다. 이것이 종합영양제에 앞서 프로바이오틱스가 가족 영양제로 우선 선택되어야 하는 이유다.

또 하나 중요한 사실은 과일이 알카리성을 띄고 있다는 점이다. 건강에 대한 기대 때문에 과일을 많이 먹게 되면 위산이 중화되어 칸디다가 과증식할 수 있다. 또한 과일에는 많은 양의 과당이 들어 있어 잉여지방으로 쌓이게 되므로 이래 저래 주의해야 한다.

인생의 교훈이 노인의 조심성에서 나오기도 하겠지만 나이가 들면 참으로 조심해야 할 것이 많아진다. 그 중 하나가 나이가 드는 자연현상이 칸디다 증식을 불러온다는 서글픈 사실이다. 10대에는 시간당 180 mg 분비되던 위산이 60~70대에는 시간당 50mg으로 뚝 떨어지기 때문이다. 따라서 나이가 들수록 유익균은 늘리고 단 것은 줄여야 한다. 그런데 실상은 그 반대다.

위장관 산성도를 회복하는 방법

비타민C의 학명아스코르브산: ascorbic acid이 말해주는 것처럼 비타민C를 섭취하면 위산도를 높일 수 있다. 또한 비타민B특히 B_6, B_{12}와 아연은 위산 생성을 도와주므로 프로바이오틱스와 비타민C, 비타민B군, 아연은 산도유지에 최적화된 영양처방이다.

주의할 것은 제산제와 위산분비 차단제 혹은 억제제를 복용하면 위장관내 산도가 감소되어 칸디다 과증식을 불러온다는 사실이다. 많은 사람들이 속 쓰린 증상에 제산제와 위산분비 차단제를 무심코 복용하고 있는데 양배추를 데쳐서 하루 1/4쪽씩 3일 정도 섭취해 보기 바란다. 필자는 양배추를 먹고 속쓰림의 명약이 무엇인지 알게 되었다.

한편 물에 대한 관심이 많아지면서 한쪽에선 알카리수를 마시는 사람들이 늘어나고 있는데 알카리수는 위산을 중화하기 때문에 중장기적으로 문제를 일으키게 될 것이다.

소장내 세균 과중식 SIBO: small intestinal bacterial overgrowth

내 몸이 내 마음대로 움직여 주지 않을 때가 많다. 꼭 신경계 문제에만 국한된 일은 아니다. 트림이나 방귀를 주체할 수 없거나 가스가 차서 임부처럼 배가 나오기도 하고 설사, 변비가 교차하면서 복통*, 경련이 자주 일어나는 그야말로 장 통제불능 상태를 호소하는 현대인들이 점점 늘어나고 있다.

칸디다 과중식과 함께 주의해야 할 또 한 가지 문제인 소장내 세균 과중식, SIBO때문이다.

* 복통 : 피부에 화상을 입으면 스치는 정도의 미세한 자극에도 통증을 크게 느끼듯이, 염증으로 장이 손상되면 적은 양의 가스압력에도 복통을 호소하게 된다.

토호 土豪: 고려 시대 경제력과 군사력을 갖춘 지방유력 세력가 중앙정부의 통제를 받지 않고 지역 통제권을 휘두르는 것처럼 SIBO는 장의 주도권을 뇌에서 파견된 신경이 아닌 장의 토착세력인 세균 일반적으로 유해세균이 쥐고 있기에 발생하는 일이다.

SIBO는 중앙정부 뇌의 통제를 벗어나 지방의 토호 소장내 세균의 지배력이 커진 상태를 말한다.

보통 소장 상부액 1ml에는 1,000개 정도의 세균이 존재하는데, SIBO 상태에서는 이 보다 100배~1,000배가 넘는 세균이 소장에서 검출된다.

아직은 SIBO라는 단어가 낯설지만 현대인은 이 단어에 대한 개

념과 예방, 치유방법을 알아 놓고 있어야 한다. 유비무환이며 장 건강이 전신건강이기 때문이다. 과민성 대장증후군IBS: irritable bowel syndrome을 겪고 있는 사람 중 80%가 SIBO상태라고 하니 과민성 대장증후군의 주된 원인이 SIBO라고 할 수 있다.

SIBO는 어떤 균이 과증식 하는가에 따라 나타나는 증상이 다르다. 예를 들어 담즙산염지방질을 유화하여 리파제의 지방분해 작용을 돕는다을 불용성 화합물로 만드는 박테리아가 우세균이 되면 지방흡수 장애로 인한 설사를 하게 되고 탄수화물을 지방산과 가스로 대사하는 미생물이 우세해지면 복부팽만bloating감을 호소하게 된다. 식후에 배를 꾹꾹 누르며 가스가 찬다고 호소하는 사람들이 이런 경우다. 크렙시엘라klebsiella균이 득세하여 독소를 만들어내면 점막이 손상되어 흡수장애가 일어난다.

수소 우세 SIBO와 메탄 우세 SIBO

SIBO의 가장 흔한 증상인 '설사와 변비'를 기준으로 SIBO는 수소 우세 SIBO와 메탄 우세 SIBO, 두 가지 타입으로 나눌 수 있다. 과증식한 세균이 탄수화물을 발효해서 수소가스H_2를 만들면 고古세균, 아르카에아archaea: 지구탄생 직후 나타난 세균으로 열악한 조건에서도 생존력이 뛰어나다가 수소를 메탄가스CH_4로 대사한다. 고세균은 SIBO상태의 사람들 45%에서 발견된다.

세균 과증식 ➡ 수소가스설사 ➡ 고세균 ➡ 메탄가스변비

수소 우세 SIBO상태에서는 설사가, 아르카에아가 우세해져 메탄 우세 SIBO가 되면 변비가 발생하는데 세균과 고세균, 누가 헤게모니를 쥐느냐에 따라 설사와 변비가 오락가락 할 수 있다.

메탄 때문에 변비가 발생하는 것은 메탄이 장 연동운동을 방해하기 때문이다. 변비에는 다양한 요소가 관여하는데 메탄가스가 변비 발생의 주원인인 경우도 많다.

모든 질환 치료에 있어 0순위 해결과제는 단연코 변비다. 독소출구를 봉쇄, 모든 치유노력을 공회전시키는 것이 바로 변비이기 때문이다. 변비가 아토피 건선 완치를 위해 비중 있게 다뤄져야 하는 이유다.

SIBO, 누가 일으키는가?

SIBO를 일으키는 가장 일반적인 원인은 위산도 감소와 소장 운동장애dysmotility 그리고 항생제다.

위산도 감소

스트레스와 음주로 인한 속쓰림을 모면키 위해 무심코 복용하는 제산제/산분비 억제제PPI나 H$_2$ antagonist*가 위 산도를 낮추어 저산증이 발생하면 살균력이 약해져 클로스트리디움 같은 유해균이 증식하

고 비피더스균 같은 유익균은 줄어들게 된다.

- **PPI**proton pump inhibitor : 수소이온 펌프 저해제, proton이란 수소이온H⁺을 말하며 수소이온은 산이다. PPI는 산분비 완전억제제다.
- **H₂ antagonist**에치투 길항제 : H는 히스타민의 약자, 히스타민 수용체 4종류 중 위장에 존재하는 H₂에만 작용하여 히스타민과 수용체가 결합하는 것을 차단함으로써 위산분비를 억제한다. H₂ antagonist는 산분비 부분억제제다.

산분비 억제제 문제의 심각성은 소염진통제와 함께 복용할 때 나타난다. 흔히 소염진통제의 위장장애 부작용을 줄이려고 산분비억제제를 처방하는데, 진통제 독성에 병원균 독소 증가가 겹쳐져 소장염이 발생할 가능성이 급격히 커진다.

일본 오사카 의대연구팀의 연구 결과, 소염진통제를 장기간3개월 이상 복용하는 류머티스 관절염 환자를 대상으로 소장을 8시간 관찰한 결과 50%가 소장벽 출혈을 일으키고 있었으며 산분비 억제제를 병용한 경우 소장염증 발생율이 4배나 높게 나타났다.

근원치유가 아닌 현상치료를 목적으로 하는 약물치료법이 더 큰 문제를 안고올 수 있다. 늘 편이성과 안전거리를 유지해야 건강을 유지할 수 있다.

신물이 올라오는 위산역류 때문에 병원을 찾는 일이 많은데 처방에 위산분비 억제제가 들어가게 된다. 가슴부위에 작열감이 느껴지는 가슴앓이heart burn가 위산자극에 의한 것이기 때문에 위산분비 억제제로 증상이 완화되기는 한다. 하지만 위식도 역류 질환

GERD:gastro-esophageal reflux disease의 원인이 위산과다에 있는 것은 아니다. 오히려 위산저하로 인한 소장내 세균 과증식증이나 담즙의 독성증가로 인한 십이지장 경련으로 역압이 발생하여 위산이 역류하게 되는 것이다.

위산 저하로 이상 발효가 일어나 높아진 장내 가스압력이 위산을 식도로 밀어 올리고 독성담즙에 노출된 십이지장이 경련을 일으켜 위산을 치약짜듯이 위분문으로 퍼올려 위산역류가 발생하는 것이다. 적은 양의 위산으로도 가슴이 화끈거리게 되는데 에어로졸 제품이 압축가스에 의해 분사되는 현상과 같다.

역설적으로 위산역류는 위 산도가 증가되어야 개선될 수 있다. 위산역류에 대한 해결책이 산분비억제에 있는 것이 아니라 해독과 장건강에 있는 것이다.

충분한 위산이 없으면 미처 소화되지 못한 탄수화물이 소화관에 가득 차게 되고 세균들은 게걸스레 탄수화물을 소비, 활발히 수소가스를 만들어 위산을 식도로 쏘아 올릴 수 있는 가스압력을 확보하게 된다. 하루 소장에서 소화흡수 되지 않은 탄수화물 30g^{1온스}에서 약 1,000cc의 수소가스가 발생한다.

유해균이 꿈꾸는 천국은 '위산 없는 탄수화물 창고'다. 결국 이 압력 때문에 위로는 위산이 역류케 되고 아래로는 회장과 맹장 사이에 설치된 소·대장 분기점인 회맹판이 벌어지게 되어 대장에만 머물러 있어야 하는 유해균들이 대거 소장으로 밀고 들어오는 참상이 벌어진다. 성난 오랑캐에게 성문을 열어 주었으니 소장이 평화로울 리 만무한 노릇이다.

소장 운동장애(dysmotility)

공복시 위장관은 90분~120분마다 소화된 음식을 내려 보내기 위해서 '위장관 복합운동MMC: migrating motor complex, 배고플 때 이 운동이 활발해져 배에서 꼬르륵 소리가 난다'을 하는데 이 속도가 느려지면 세균이 신속히 대장 쪽으로 이동하지 못하게 되어 과증식하게 된다. 고인 물이 썩게 되는 것이다.

MMC 방해요소는 미주신경*을 억누르는 교감신경 흥분, 즉 스트레스다. 현대사회는 그야말로 스트레스 대양stress ocean이다. 깊은 스트레스 바다에서 익사하지 않고 헤엄쳐 나가려면 스트레스에 대한 감각역치를 낮추어 주는 것이 최선의 방법이다. 태평양 물을 증발시켜 없앨 수 없기 때문이다. 명상이라는 구명조끼를 입을 수 없다면 마그네슘이라는 오리발이라도 착용하는 것이 현명한 일이다.

* **미주신경**vagus nerve: 우리가 익숙해질 필요가 있는 의학용어다. 현대인의 가장 억눌려 있는 신경으로 안면부에서 하복부에 이르기 까지 부교감신경에서 가장 큰 비중을 차지하고 있는 내장 지배신경이다. 삼성그룹부교감신경에서 삼성전자미주신경에 해당한다고 보면 된다. vagus는 라틴어로 헤매고 돌아다닌다는 뜻으로 '여기저기 여러 장기를 관여하는 신경'에 '헤매고 돌아다닌다'는 뜻의 미迷: 헤매다 주走: 달리다라는 말을 붙여 놓은 것은 해학수준이다.

항생제

소장의 패권이 유해균으로 넘어가게 되는 가장 흔한 원인은 항생제 복용이다. 항생제 복용으로 유익균이 사라진 자리를 유해균이 메우게 되는데 목동이 떠난 자리를 하이에나가 차지하게 되는 것이다. 병원처방 항생제는 피할 수 있다지만 가축과 양식어류가 사료를 통해 복용한 항생제 세례를 모면하기는 현대인의 식생활 특성상 쉽지 않은 일이다. 굽고 튀기고 볶은 육류 야식 배달문화가 발달한 한국에서는 불가능에 가깝다.

간혹 유해균 세력을 숨죽이기 위해 항생제를 복용하면서 동시에 유익균을 투입, 장내 세균총을 교정하는 방법을 시도하기도 하는데 잡초가 무성한 밭에 제초제를 뿌리고 비료를 주자는 작전이다. 제초제를 뿌리는 대신 잡초를 뽑고 비료를 주면 유기농 작물을 수확할 수 있는데 굳이 항생제 부작용을 감수하면서까지 이런 프로그램을 감행할 필요는 없겠다. 생체막 분해 효소와 락토페린이 들어있는 고함량, 다균종 프로바이오틱스람노서스, 플랜타룸 등이 세균 과증식 억제에 유효하다와 생균과 사균 배합 프로바이오틱스를 번갈아 복용하면 안전하고 신속하게 장상태를 교정할 수 있다.

SIBO로 인한 후유증

SIBO는 설사, 변비, 복통 같은 불편증상을 일으키는 것 외에 영양흡수 장애와 신경정신적 문제를 일으키는 원인으로 작용한다.

세균이 담즙산을 변형시켜 놓으면 지방흡수가 충분히 일어나지 않아 고기를 먹고 난 후 지방성 설사가 날 수 있으며 흡수를 지방에 의존하는 지용성 비타민비타민A, D, E 결핍이 일어날 수 있다. 비타민

K도 지용성이지만 발효를 통해 생산되므로 SIBO상태에서도 결핍되는 일은 드물다.

한편 SIBO상태에서는 적혈구 생산, 신경세포의 건강유지, DNA 합성에 관여하는 B_{12}를 인체가 흡수하기에 앞서 세균이 먹어 치워버림으로써 피로, 빈혈, 우울감, 기억력 감소, 손발이 저리거나 따끔거리는 증상이 나타날 수 있다. 따라서 이러한 증상을 겪고 있다면 해당 영양소를 챙기기 전에 장상태를 개선해야 한다.

여기서 그치지 않고 소장 점막표면에 오톨도톨 말미잘의 촉수처럼 나와있는 영양분 흡수장치인 융모villi를 세균이 염증을 일으켜 파괴함으로써 모든 종류의 영양소 흡수장애를 일으킬 수 있다는 것이 가장 큰 SIBO의 심각성이다. 삼시세끼 아무리 좋은 수퍼푸드로 밥상을 차린다 해도 장에서 흡수를 못하면 아무 소용이 없다.

SIBO 치료에 도움을 주는 포드맵FODMAP 다이어트

건강을 돌봐야겠다 싶어 야식을 멀리하고 비싼 유기농 야채 과일로 식탁을 차렸더니 오히려 아랫배가 부글거리고 더 불편해지는 모순을 겪게 되었다면 호주 모나쉬 대학의 피터 깁슨과 수잔 쉐퍼드가 고안한 포드맵FODMAPS 다이어트를 주목할 필요가 있다.

포드맵 다이어트는 소장과 대장에서 잘 흡수되지 않고 미생물에 의해 발효돼 가스와 액체를 만들어내는 음식을 뺀 식단을 말한다. FODMAPS는 Fermentable발효성 0ligo-saccharides올리고당, Di-saccharides이당류, Mono-saccharides단당류 And Polyols당알코올의 약자로 발효성 올리고당, 이당, 단당과 당알코올을 일컫는 말이다.

올리고당oligo-saccharide은 단당이 3~9개 연결되어 있는 당으로 과당fructose이 여러 개 모인 프룩탄fructan과 갈락토오스galactose가 여러 개 모인 갈락탄galactan이 있고 이당에는 락토스lactose, 단당에는 과당fructose, 폴리올에는 소르비톨, 만니톨, 말티톨, 자일리톨이 있다.

섭취를 삼갈 대표적인 고포드맵 식품은 시중 음료수와 과자에 들어있는 액상과당이다. 우유나 요거트 등의 유제품, 양배추와 사과 등도 고포드맵에 속한다.

SIBO나 IBS를 해결하는데 생체막 제거용 프로바이오틱스 요법만으로도 괄목할만한 효과를 볼 수 있지만 이와 함께 포드맵 식이 요법에 따라 야채과일도 가려서 먹는다면 좀 더 편안하게 SIBO와 IBS 문제를 해결할 수 있다.

포드맵 음식은 세균에 의해 재빨리 발효되는 것들로 흡수율이 낮아 장내 삼투압을 높이고 위장관내 수분과 가스 발생량을 증가시킨다.

과당은 장에서 GLUT5glucose transporter 5라는 수송체에 의해 흡수되는데, 사람마다 흡수율이 다르다. 일반적으로 과당은 장에서 잘 흡수되지 않기 때문에 과당을 섭취하면 장내 삼투압이 높아지게 된다. 그 결과 장내 체액유입량이 증가되어 삼투성 설사가 일어난다.

과당과 포도당과의 비율이 1:1 정도에서는 과당의 이러한 문제가 잘 발생하지 않는다고 한다. 의사를 만나지 않게 해 준다는 과일인 사과는 과당비율이 높아 고 포드맵에 속하기 때문에 SIBO상태에서는 삼가는 것이 현명하다.

한편 만성질환자의 구세주로 불리는 양파와 마늘도 SIBO상태에서는 반갑지 않은 손님이다. 이 둘에는 과당과 과당이 결합된 프룩탄fructan이 들어있는데 과당간의 결합을 깨줄 효소가 결핍되어 있으면 복부팽만감, 복통의 원인이 된다. 밀과 이눌린이 대표적인 프룩탄이며 갈락탄의 대표는 콩이다. 콩을 삼가야 하는 이유는 콩이 갑상선기능을 떨어뜨리는 고이트로젠goitrogen이라는 점과 SIBO증상을 악화시키는 대표 곡류이기 때문이다.

포드맵 함량에 따른 식품 분류

식품 그룹	저 포드맵허용된 음식	고 포드맵제한할 음식
계란, 육류, 가금류, 어류	계란, 소고기, 닭고기, 양고기, 조개류	고과당 옥수수시럽HFCS: high fructose corn syrup으로 조리한 가공 육류
유제품	버터, 체다치즈, 모짜렐라치즈	우유, 염소젖, 양젖, 유당함유 유제품, 요거트, 아이스크림, 코티즈 치즈, 휘핑크림
유제품 대용식품	쌀, 아몬드, 코코넛으로 만든 유액milk, 견과류호두, 마카다미아, 피칸, 땅콩, 두부	콩, 렌틸, 강낭콩, 브로콜리, 두유, 피스타치오
곡류	현미, 쌀, 쌀겨, 옥수수, 귀리	밀, 보리, 이눌린

야채	당근, 토마토, 가지, 껍질 콩, 오이, 케일, 상추, 시금치, 순무, 감자, 김, 미역, 호박	양배추, 양파/마늘, 아스파라거스, 버섯, 콜리플라워, 아티초크,
과일	바나나, 블루베리, 크랜베리, 라스베리, 딸기, 포도, 키위, 오렌지, 레몬, 파인애플, 자몽	과당이 포도당 보다 많이 들어있는 과일: 사과, 수박, 배, 복숭아, 감, 망고, 자두, 체리, 블랙베리, 건과일, 푸룬
음료	커피, 차, 허용된 야채·과일로 만든 주스	고과당 옥수수시럽이 첨가된 야채·과일주스,
술	와인, 맥주	주정강화 와인sherry, port
양념	올리브, 후추, 식초, 생강	과당이 많은 감미료: 벌꿀, 아가베 시럽, HFCS, 폴리올계 감미료자이리톨, 만니톨, 솔비톨
허브	생강	

    SIBO로 인한 증상으로 힘들 때, 프로바이오틱스를 섭취하면서 일시에 고 포드맵 식품을 차단하고 4~6주 후 복부팽만, 설사, 변비, 복통 등의 SIBO 증상이 개선되면 고 포드맵에 속해 있어서 한 동안 먹지 못하고 있던 건강에 좋다고 하는 과일과 야채를 3~4일 단위로 하나씩 번갈아 식단에 추가해 본다.

    그 때마다 장 반응 추이를 모니터링하여 부담되지 않는 포드맵 음식종류와 양을 파악하여 자신만의 포드맵 식단을 마련토록 한다. 사람마다 포드맵 각각에 대한 역치와 총량에 대한 역치가 다르기 때문이다. 하지만 유산균 요법으로 장균총이 안정화 되면 고 포드맵 식사를 해도 불편하지 않을 만큼 장이 개선될 수 있다.

이 모든 것이 복잡하여 차라리 불편한 게 낫다는 생각이 드는가? 그렇다면 야식배달을 끊고 사과, 배, 양파, 밀가루를 차단하고 매일 아침 좋은 프로바이오틱스를 섭취해 보자! 다음 주부터 장에서 행복하다는 소리가 들릴 것이다.

19

아토피 건선 완치를 위해 넘어야 할 허들 4
회맹판 증후군

갑자기 눈 주위에 다크 서클이 생기거나 구취가 나고 아토피 건선 증상이 심해졌다면 회맹판 증후군을 의심해 볼 수 있다. 회맹판 증후군이란 회맹판의 열고 닫히는 개폐기능에 난조가 생겨 발생하는 일련의 증상들로 갑자기 갈증이 나거나 허리를 쓰지 않았는데도 찌르듯이 허리가 아프다든지 구역, 편두통, 어지럼증, 우측 어깨통증, 우측 골반통, 심장 주변 통증, 이명, 무기력증이 나타날 수 있다. 회맹판 증후군은 현대인에게 흔히 나타나는 현상이다.

회맹판은 소장이 끝나는 회장의 말단부위와 대장의 시작점인 맹장사이에 설치되어 있는 괄약근으로 대장 내용물이 소장으로 역류하는 것을 막는 장치다. 회맹판을 경계로 소장과 대장이 나뉘어진다.

회맹판 증후군은 두 가지 경우에서 일어난다.

하나는 회맹판이 잘 닫히지 않는 경우다. 저산증, 효소부족으로 완전히 분해되지 않은 단백질 찌꺼기protein plaque가 회장 융모에 끼여서 부패하거나 대장에서 부패하면서 유해균이 번식하게 된다. 이로인해 회맹판에 염증이 일어나 회맹판의 수축력이 약화되어 대장 내 노폐물과 유해균이 소장으로 역류하여 소장에 염증을 유발, 장 누수를 일으키고 손상된 장점막을 통해 단백질 찌꺼기, 유해균, 식품첨가물 등이 간문맥을 타고 인체 내로 유입된다. 그 결과 간의 독소처리 능력이 떨어지고 쌓인 독소로 인해 동시 혹은 산발적으로 근육이나 관절, 장기에서 염증으로 인한 증상이나 통증이 발생하게 된다.

다른 하나는 이와 반대로 회맹판이 닫혀서 소장에서 대장으로 노폐물이 잘 넘어가지 않아 소장내 부패가 진행되어 회맹판 증후군이 나타나는 경우다.

회맹판 증후군은 열린 회맹판이 문제인 경우가 많다고 보아야 할 것이다.

열린 회맹판의 경우 클로렐라가, 닫힌 회맹판의 경우는 칼슘섭취가 문제를 해결하는데 바꿔 섭취하면 문제가 된다는 뜻이 아니므로 클로렐라, 칼슘 둘 다 섭취하면 된다.

열린 회맹판이든 닫힌 회맹판이든 탈수와 정서적 스트레스가 영향을 미치므로 충분한 물하루 체중의 3~4%과 칼슘, 마그네슘 등의 미네랄을 섭취하도록 한다.

간혹 이 책에서 제시한 영양, 식이요법에 따라 영양소와 좋은 음식을 먹는데도 기대와 달리 아토피 건선이 잘 개선되지 않고 회맹판 증후군으로 의심되는 증상이 나타날 수 있는데 잘 씹지 않고 급히 식사를 하는 경우 그럴 수 있다.

견과류나 샐러드, 통곡, 팝콘 등을 두 세번 대충 씹고 삼키면 이들이 분해되지 않은 채 회맹판을 통과하게 되는데, 이때 회맹판이 손상되어 정교한 개폐조절 기능이 상실될 수 있다. 따라서 샐러드, 견과류, 통곡 등 거친 음식을 먹을 때는 정성껏 씹어서 삼키는 것이 좋다.

간혹 상담을 하다 보면 장기간 유기농 채식을 했음에도 증상개선이 안 되고 오히려 질병이 악화되거나 무기력감을 느낀다고 하소연하는 경우를 보게 되는데 이는 단백질 부족과 거친 음식으로 인한 회맹판 손상 때문일 수 있다.

회맹판을 자극하는 후추, 고추, 계피 같은 향신료를 피하고 술, 카페인 음료를 삼가도록 한다.

이렇게 주의했음에도 회맹판 증후군 해결이 미흡하다고 느껴졌다면 회맹판을 지배하는 흉추 12번 신경이 눌려져 회맹판 괄약근 조절이 잘 안 되는 경우로 볼 수 있는데 경추교정이나 경맥요법, 카이로프락틱 교정을 받으면 2% 부족이 채워질 것이다.

20
아토피 건선 완치를 위해 지켜야 할 4가지

바위에 걸려 넘어지는 일은 없다. 잘 보이지 않은 돌부리에 채여 넘어지게 된다. 사소하게 보이지만 중요한 4가지 요건을 몸에 익혀 치유속도를 높이고 완치에 신속히 다가서도록 하자.

설탕(고 당분 식품) 줄이기

피부나 장, 질 내에 정상적으로 존재하는 효모균의 일종인 칸디다Candida albicans는 인체에 해가 없지만 항생물질이나 부신피질호르몬제 복용으로 면역력이 떨어진 경우에는 이상 증식하여 증상이나 질병을 일으킨다. 불리할 때는 얌전히 있다가 세력이 커지면 본색을 드러내는 기회주의 균이다.

칸디다는 탄소수가 6개인 단당을 특히 좋아하는 육탄당포도당, 과당 매니아다. 칸디다는 설탕을 발효시켜 알데히드라는 유독성 물질을 배출하는 데 이것이 장누수를 일으켜 아토피 건선 증상을 악화시킨다.

　설탕포도당과 과당으로 분해된다과 포도당뿐 아니라 과당도 칸디다가 좋아하는 먹이감이자 칸디다의 세포벽을 구성하는 재료로 사용되므로 과일도 많이 먹는 것은 바람직하지 않다. 이렇게 당분은 칸디다에게 에너지는 물론 거처까지 제공해주는 칸디다 후원자 역할을 한다.

　칸디다는 장내환경이 알카리화 되면 물 만난 고기가 되어 증식하게 된다. 항생제 복용으로 유익균이 사멸, 유익균이 생산하는 유기산젖산, 아세트산이 줄거나 제산제, 위산분비 억제제 복용으로 위장의 산도가 감소하면 장의 산도도 떨어져 장내 환경이 알카리화 경향을 띠게 된다.

　일부 연구자료에서 위산분비가 줄면 췌장에서 분비되는 위산 중화제인 중조탄산수소나트륨의 분비량도 줄어 오히려 소장의 산도가 증가한다는 주장이 있으나 일반적 현상은 아니라고 본다.

　포도당이나 과당 같은 당분은 효소의 도움 없이 아미노산과 결합하여 인체 기능을 떨어뜨리는데 이를 당화반응glycation이라고 한다. 대표적인 예가 헤모글로빈이 혈액 중 당분과 결합하여 당화혈색소 HbA1c가 형성되는 경우다.

　적혈구는 자신보다 직경이 작은 모세혈관을 통과하기 위해 몸을 유연하게 구부릴 수 있어야만 하는데 헤모글로빈이 당과 결합하게 되면 적혈구가 뻣뻣해져 조직으로의 원활한 혈액과 산소공급에 장애가 발생한다.

피부조직 역시 최적의 영양공급을 받지 못하게 되는 동시에 노폐물 제거속도 또한 둔화되어 깨끗한 피부재생을 기대하기 어렵게 된다. 한편 설탕은 알러지 반응과 유사한 염증반응을 일으킨다. 아침식사로 맛있게 시리얼대부분 엄청난 당분이 들어가 있다을 먹었을 경우, 우리 몸은 고혈당 상태를 피하기 위해 자구적으로 인슐린을 분비한다.

인체는 당분을 치안 불안요소로 여겨 혈당이 높아지는 족족 인슐린을 출동시켜 세포에 지방형태로 가두어 놓는데 출동한 인슐린이 근처에 있던 트립토판도 함께 포박, 혈소판이라는 임시감옥에 투옥한다. 당분이 지방으로 변하듯, 투옥 후 트립토판은 세로토닌으로 바뀐다. 이때 항원으로 인식되는 음식이나 식용색소 황색 4호나 안식향산식품 보존제을 섭취하게 되면 IgG항체가 만들어지게 되는데 이것이 옥문을 열어 혈소판에 쌓여 있던 세로토닌을 혈액중으로 방출시킨다.

이 상황을 적의 침투 신호로 오인한 인체는 세포막에서 아라키돈산을 흘려보내분비하여 면역세포병사를 소집, 염증반응전투을 일으킨다. 이처럼 설탕이 뒷받침 되어 준다면 IgE 항체에 의존하지 않고도 다른 경로의 면역반응을 통해 얼마든지 염증반응이 일어날 수 있다. 피부 알러지 검사에서 IgE 항체 수치가 정상 혹은 그 이하인 결과가 나오더라도 설탕이 버티고 있는 한 염증에서 자유로울 수 없는 것이다. 설탕의 염증반응 점화능력은 24시간 내에 확인이 가능할 정도다. 정문수비가 잘 되어있더라도 후문의 빗장이 풀려있다면 성은 안전할 수 없게 된다.

설탕은 간 해독기능을 떨어뜨리는데 이를 통해서도 염증반응이 일어나게 된다. 식품이란 이름으로 이렇게 설탕만큼 다양한 경로로 인체를 성가시게 하는 존재도 없을 것이다.

설탕보다 해로운 과당

요즘 비만 원인이 과식이 아닌 탄수화물 과잉섭취에 있다는 사실을 아는 사람들이 많아졌다. 주의할 것은 과일에 들어있는 과당이 설탕(포도당과 과당이 결합된 이당)보다 더 해롭다는 점이다. 포도당, 과당, 갈락토오스는 효소 도움없이 단백질과 결합하는 당화반응glycation을 하는데 과당은 포도당에 비해 단백질과의 반응도가 10배나 높기 때문에 과당과 설탕을 같은양 섭취했을 때 과당에 의한 생체분자 손상도가 설탕에 비해 크다.

당뇨병 환자의 경우 과일이 몸에 좋다 하여 야채 섭취를 등한히 한 채 과일에 치우치는 경향이 있는데 기대와는 달리 혈액상태는 점점 늪에 빠져들게 된다.

과일은 주스 형태로 섭취하는 것보다 식이섬유채 섭취하는 것이 좋다.

식용유와 프라이팬 조리 멀리하기

현대인을 질병과 친하게 만들어주는 식품으로 설탕 못지 않은 존재가 식용유다.

슈퍼마켓에서 판매되는 식물성 기름콩기름, 옥수수기름은 생산공정에서 상당부분 산화되고 트랜스화된 상태의 기름으로 세포의 산소호흡을 방해한다.

그런 기름을 다시 프라이팬에 부어 고온에 노출시키면 산화와 트랜스화가 증가하게 된다. 이렇게 프라이팬으로 조리한 음식튀김이나 전 등을 섭취하면 피부에 과산화지질이 쌓이고 이로 인해 자유라디칼이 생성되어 피부염증이 증가하게 된다.

충분히 자기

잠은 인체 손상을 복구하는데 가장 중요한 수단이기도 하지만 자는 동안은 스트레스를 받지 않기 때문에 잠은 스트레스에 대한 가장 중요한 방호수단이다. 잠 못 드는 날이 많다면 자기 전에 족욕을 한 후 상처받고 힘들었던 하루 일에 대해 어딘가에 있을 절대자에게 독백의 대화, 기도를 시도하는 것도 숙면을 취하는데 좋다. 지고 가면 힘들지만 털고 가면 힘이 된다.

장점막은 단일 층으로 되어있는 연약한 구조물이기 때문에 장점막에는 약 30~300 μm 두께의 점액층이 겔상태로 도포되어 있어 외부 독성물질이 점막과 접촉하여 점막이 손상되는 것을 차단한다.

점액은 주로 당단백 질glycoprotein: 당영양소와 단백질로 구성과 수분으로 구성되는데 인스턴트 식품대부분 고 당분 음식, 산화 혹은 트랜스지방으로 조리된 프라이팬 요리에는 당영양소자일로스, 푸코스, 갈락토스, 만노스, 엔아세틸글루코사민, 엔아세틸갈락토사민, 엔아세틸뉴라민산가 없거나 결핍되어있어 질 좋은 점액

분비를 기대할 수 없다.

당영양소는 곡물의 겨, 버섯, 효모균, 해조류, 마늘, 양파, 알로에베라, 사과 펙틴 등에 들어있다.

모든 점액분비는 부교감신경이 활성화된 상태에서 잘 일어나는데, 잠이 들면 점액분비를 억제하는 교감신경도 잠이 들고 부교감신경이 활성화 되므로 충분한 수면은 건강한 장상태를 유지하기 위해 꼭 필요하다.

냉장고 멀리하기

음식보관에는 냉장고가 유리하지만 소장건강에는 매우 불리하다. 냉장고에서 꺼낸 찬물, 찬 식품을 바로 먹게되면 아랫배가 차가워져 전반적인 소장기능 감소를 겪게 된다. 장이 차가워지면 장 혈류량이 감소하여 장 점막방어력이 떨어지고 복구속도가 느려지며 소화 흡수, 장연동 운동기능도 감소하게 된다. 무엇보다 아토피 건선 치료에서 가장 중요한 기능을 담당하는 장 점막면역 시스템도 따라서 그 기능이 떨어지게 된다. 몸에 열기가 부족한 일부 체질은 찬 음식이 아토피 건선 치료에 가장 큰 걸림돌로 작용하기도 한다.

21

아토피 건선 완치를 위해 알아두어야 할 뜨거운 감자
글루텐 신드롬

　자장면집에서 보았던 신기에 가까운 면 늘리기 묘기를 가능케 해 준 밀 단백질, 글루텐에 대한 논쟁이 미국을 거쳐 한국에서도 진행 중이다.
　밀가루 음식이 해롭다는 주장은 글루텐 민감성이라는 민감한 문제에서 비롯된다. 밀을 하루 빨리 식탁에서 퇴출시켜야 한다고 성화대는 일부전문가들의 주장을 알기 쉬운 버전으로 바꾸어 말하면 다음과 같다.
　밀가루 음식을 먹으면 장에서 글루텐*이 분해되어 글리아딘이란 단백질이 생기는데 이것을 변방에서 순라 돌던 포졸항원제시세포: 적의 침입을 알리는 면역세포이 국경을 침입한 오랑케라며 두 손HLA-DQ 라는 항원을 전시하는 구조물으로 붙들어 관아의 사또T세포에게 발고하게 된다.

* 글루텐: 밀에는 글리아딘과 글루테닌이라는 단백질이 들어있는데 밀가루에 물을 넣고 반죽하면 이 두 단백질이 섞이면서 그물망 구조의 복합단백질이 만들어진다. 이 단백질이 글루텐이다. 글루텐은 장에서 글리아딘 글루테닌으로 분해된다.

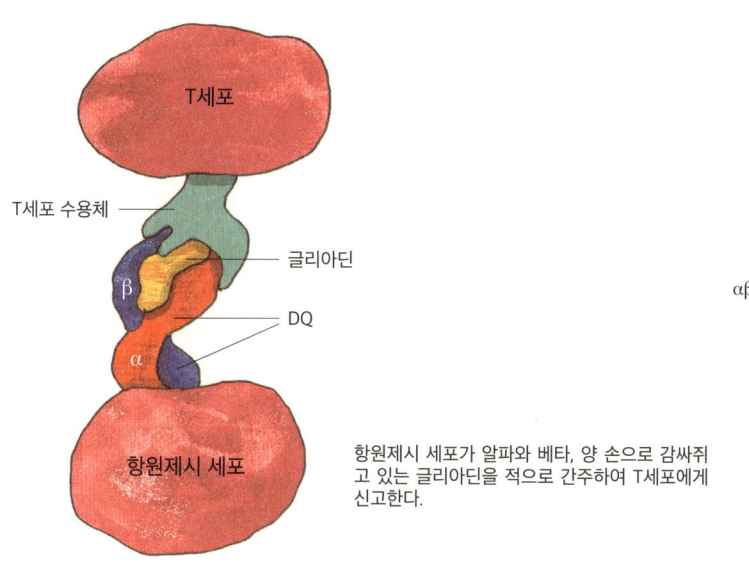

항원제시 세포가 알파와 베타, 양 손으로 감싸쥐고 있는 글리아딘을 적으로 간주하여 T세포에게 신고한다.

이것이 발단이 되어 글리아딘이 보이는 곳은 모두 진압하라는 사또의 명이 떨어지고 글리아딘을 색출하기 위한 별똥부대_{항글리아딘 항체: anti gliadin antibody}가 투입, 글리아딘에 대한 과잉진압이 시작된다.

과잉 진압작전이 벌어진 각 고을_{장, 피부, 뇌신경조직}이 겪은 피해_{복통, 피부알러지, 피로감, 골다공증, 두통, 심지어는 알츠하이머까지}를 글루텐 신드롬이라고 한다.

지금 한국에서 벌어지고 있는 밀가루 논쟁의 관전 포인트는 글루텐 민감성_{gluten sensitivity}을 서양인 기준에서 말하는 닥터테이너들이 옳으냐, 한국인동양인 기준으로 말하는 이들이 옳으냐이다. 그런데 밀가루 문제는 단순히 글루텐 민감성에만 국한되는 것이 아니라 좀 더 포괄적인 범위에 걸쳐있다.

서양인의 약 20~30%가 글루텐 민감성이라고 한다. 밀가루 공포가 서양인의 얘기라고 일축하는 사람들은 한국인의 HLA-DQ 발현율이 극히 낮기 때문에 한국인이라면 동요치 말고 마음 편히 밀가루를 계속 먹어도 된다는 주장이다. 그런데 밀가루를 오랑케라고 인지하는 HLA-DQ가 한국인에서 얼마나 발현되는지에 대한 구체적 근거자료는 없는 것으로 보인다. 다만 소아 당뇨병 발현에도 관여하는 HLA-DQ가 동양아이들 보다 서양아이들에게서 높게 나타난다는 연구결과물이 한국인의 낮은 글루텐 민감성을 설명하는 근거로 쓰여지는 것 같다.

필자가 아토피 건선 치유를 얘기하면서 글루텐 신드롬이라는 시사를 끄집어 내는 이유는 두 가지다.

아토피 건선 환자나 보호자들은 좋다는 것은 수년 혹은 십 수년을 해온 터라 새로운 방법에 대한 의심도 많지만 TV나 대중매체가 전하는 정보를 쉽게 생활에 적용하려는 경향 또한 강하다. 따라서 글루텐 이슈에 대해 만성 피부질환자들이 어떤 태도를 취하는 것이 현명한지에 대한 정확한 정보를 제공하여 지식오류가 주는 스트레스로부터 자유로울 수 있기를 바라는 마음이 첫번째 이유다.

둘째는 밀가루에 대한 논쟁이 본질에서 벗어나 샛길로 빠져들고 있기 때문이다. 덧붙여 자연치유 전문가로서 피부질환을 앓고 있는 사람들은 물론 국민 모두에게 큰 영향을 미칠 수 있는 중요 이슈에 대해 바른 지견을 전하기 위함이다.

밀가루 문제의 본질이 글루텐 민감성이라는 면역학적 문제에만 있을까, 아니면 아직 수면위로 부상하고 있지 않은 또 다른 배후에 있는 것은 아닐까?

잠시 주제를 다른 곳으로 옮겨본다. 지금으로부터 10여년 정도가 흐르면 현대임상의학과 제약산업이 면목이 없어 고개를 못들 일이 벌어질 것이다.

바로 고지혈증 치료제라는 약 때문이다. 고지혈증치료제라고 불리는 스타틴계 약물은 효과도 미미하지만 약 3%의 효과 그 미미한 효과마저도 콜레스테롤을 떨어뜨려서가 아니라 심혈관계의 염증도를 다소나마 낮춘 덕이라는 사실은 이 책이 출간되는 지금 시점에서는 전문가에게도 생소한 이야기이다. 콘택600이나 바이옥스처럼 콜레스테롤 저하제는 언젠간 불명예 퇴출을 당하게 될 것이다.

수 많은 고급두뇌들이 상용하는 약물에 대해서 조차 무슨 효과 때문에 효능이 발현되는지 모르는 마당에, 밀가루 문제의 본질이 어디에 있는지에 대한 과학적 검토 필요성을 대중과 관계기관이 느끼기는 어려운 일일 것이다.

의학과 건강분야에서 행해지는 실험은 시작부터 결과값을 신뢰할 수 없게 만드는 경우가 많다. 이유는 실험마다 동일 재료가 사용되었는지가 명확치 않기 때문이다.

밀이 건강과 질병에 미치는 영향을 평가하는 실험자료를 신뢰하기 힘든 이유는 피실험자가 먹었던 밀가루 음식에 사용된 밀가루가 자연밀로 만든 것인지 표백된 흰 밀가루인지에 따라 전혀 다른 결과가 나타날 수 있기 때문이다.

자연밀로 만든 밀가루와 표백 밀가루는 다른 물질로 보아야 한다. 배를 타고 넘어온 중국산 참깨를 고온압착하여 짜낸 6개월 된 참기름과 국산 유기농 참깨를 저온압착하여 방금 짜낸 참기름이 같은 물성이 아닌 것처럼 말이다.

'Grain Brain 곡물 두뇌'의 저자 데이빗 펄머터 David Perlmutter 박사는 자신의 임상사례를 자세히 들어 글루텐 민감성이 뇌신경질환 발생의 핵심원인이라고 주장한다. 그의 책의 골자는 글루텐을 식단에서 배제하면 질병으로부터 자유로워 진다는 'gluten free, disease free'라는 내용이다.

그러나 그의 책에서도 임상 통계에 인용된 실험에서 피실험자들이 어떤 밀을 먹었는지에 대한 언급은 없다. 매 사안에 대한 결론은 밀 wheat을 먹지 않게 했더니 질환이 드라마틱하게 나았거나 좋아졌다는 말이다. 밀의 모든 문제가 글루텐 민감성에 의해 주도 되고 있는 것처럼 서술하고 있는 것이다.

물론 그는 서양인이고 그가 인용한 자료는 모두 HLA-DQ 발현율이 높은 서양인에 관한 내용이라 그의 주장이 틀렸다고 말할 수는 없다. 하지만 면역과민성 이외에 그가 놓친 보다 중요한 문제가 하나 있다.

밀과 밀가루는 다르다

'Grain Brain'은 제목 그대로 '그레인 브레인'으로 번역되어 출간되었다. 그의 오류가 대중들에게 끼칠 영향력이 적지 않을 것으로 예상된다.

그의 책은 유전적 특성이 각기 다른 세계 여러 나라 사람들이 읽을 것이라는 점을 놓치고 있고 미국의 제분과정에는 표백제 사용이 허용되나 유럽이나 한국의 제분과정에는 표백제가 사용되지 않는다는 점을 반영하고 있지 않다.

표백제가 사용된 밀가루는 화학밀가루라 불려야 할 만큼 독성이 크다. 미국인의 암발생율이 높아지는 이유가 식용유, 설탕 소비량과도 밀접하지만 미국 제분업체가 사용하는 표백제(염소가스나 아조디카본아마이드)가 끼치는 독성도 크게 영향을 미쳤을 것이라 생각한다.

위에서 지적한 문제점을 보정하지 않으면 그 책의 독자들은 혼란에 빠지게 되리란 노파심이 든다.

암에 대한 관심과 발병에 대한 공포심이 어느 정도인지는 암 보험상품 선전이 얼마나 자주 스크린에 노출되는지로도 가늠해 볼 수 있다. 암발생율 1/3이라는 통계가 상식이 되면서 여러 과의 전문의들이 패널로 모여 진행하는 오락 건강프로그램 주제가 암인 경우가 잦아졌다.

그런 류의 프로그램에 등장하는 단골 메뉴는 '채식과 육식'에 대한 찬반론이다. 대부분 육식은 해롭다거나 육식은 필요하지만 줄여야 한다는 의견이 분위기를 압도한다. 육식과 채식을 선과 악의 대립으로 몰고 가는 경향이다. 채식으로 건강을 되찾았다는 이들이 배심원으로 출석하면 평결은 채식승리로 끝난다.

　그러나 과연 육식이 몸을 망치고 암을 일으키는 것일까? 근거자료를 바탕으로 육식의 문제점을 지적하는 것은 무리가 따르는 경우가 많다. 전문가들이 내린 결론에 오류가 전제될 수 밖에 없는 이유는 밀의 경우에서와 같이 통계자료에 등장한 피실험자가 먹은 고기가 무엇을 먹여 사육한 고기인지, 어떻게 조리된 것인지에 대한 설정이 없다는 점이다.

　임상근거를 바탕으로 논쟁이 찬반으로 갈릴 때, 논쟁에 종지부를 찍는 가장 좋은 방법은 역사적 사실을 동원하는 일, 즉 고증이다.

　역사상 가장 짧은 기간, 만주에서 헝가리에 이르는 가장 넓은 영토를 점령했던 민족은 기마몽고족이다. 그들은 유목민이었기 때문에 1년 단위의 곡식농사는 짓지 못했다. 대신 그들은 투구에 물을 끓여 가장 손쉽게 구할 수 있는 양고기와 노지에서 자라고 있던 야채를 썰어 넣어 샤브샤브 요리를 만들어 먹었다. 샤브샤브는 굽거나 튀기거나 볶지 않는 조리법이다.

　그런 그들의 시력이 4.0이 넘는다. 육식이 인체에 피해를 주는 것이라면 가장 예민한 조직인 안구의 기능이 그렇게 좋은 기록을 낼 수 없다. 어떤 조직이 최적기능을 발휘하려면 염증도가 최저값이 되어야만 가능하다. 기능의 쇠퇴, 즉 질병은 언제나 염증이 선행한다. 그들이 육식을 주식으로 하여 안구의 염증도를 최소화 할 수 있었다면 다른 조직 역시 최저 염증도를 유지, 최적의 건강상태를 유지하였을 것이다.

의학자들이 잘못된 의학적 결론에 도달할 수 밖에 없는 이유는 '고기의 질'에 대한 조건을 설정하지 않은 채 진행한 실험결과물을 다른 전문가들이 문제의식 없이 공유하고 거기에 자신의 의견을 덧붙여 발표하는 오류의 증폭 때문이다. 필자도 이런 오류에 빠진 적이 있다.

　각기 오염도와 조리법이 다르기 때문에 많은 변수를 안고 있는 '고기의 질'에 대한 문제점을 음식을 소비하는 패턴인 '육식 자체'의 문제점으로 기준점을 잘못 잡았을 때 의학전문가들의 논박은 무가치해진다. 이 같은 문제가 밀가루에서도 재현된다. 독자들은 다른 서적에서 제기하는 밀가루의 문제점을 보정된 시각으로 바라보아야 한다.

　가축 생육과정과 고기 조리과정에 따라 영양학적 가치가 전혀 다른 고기가 나오듯이 밀도 어떤 과정을 거쳐 제분되느냐에 따라 전혀 다른 밀가루가 될 수 있다. 한국에서는 현재 밀가루 제조공정 중 표백제를 전혀 사용하지 않는다는 제분업계의 공식발표가 있었다. 하지만 미국 제분업체는 아직도 표백제를 사용하고 있다. 표백과정이 필요한 것은 밀가루를 보다 희게 만들어 상품가치를 높이고 단 시간에 밀가루를 숙성시킬 수 있기 때문이다.

　표백제의 하나인 염소가스를 사용하는 경우 염소가스가 밀가루 단백질과 결합하여 알록산이라는 의도치 않는 부산물이 생기게 되는데 알록산은 실험동물에게 당뇨병을 유발하기 위해 사용되는 독성물질로 1회 주사로 동물에게 24~48시간 이내에 당뇨병을 일으킬 수 있다.

알록산이 췌장의 베타세포에 자유기를 뿜어내면 DNA에 산화스트레스를 입은 베타세포가 망가져 인슐린 결핍상태에 놓이기 때문이다. 아조디카본아마이드ADA: azodicarbonamide라는 발암성 물질을 사용한 밀가루가 미전역에서 사용되고 있다는 사실이 밝혀지면서 미국은 충격에 빠져 있다.

염소가스는 밀 단백질과 반응하는데 밀가루에 단백질이 5~15% 들어있으므로 100g 짜리 베이글을 먹었다면 5~15g의 오염된 단백질을 먹은 것이다. 미국에서의 아침 도넛, 점심 토스트, 저녁 피자는 당뇨병으로 가는 지름길이다.

췌장의 베타세포가 알록산을 선택적으로 흡수하는 이유는 알록산이 포도당과 유사한 구조라는 점으로 설명이 가능하다. 알록산이 독성물질이라는 것은 연구자들 사이에서는 상식에 속하지만 FDA는 지금도 독성 최종산물을 만드는 화학공정을 허용하고 있다고 한다.

숙성시킨 밀가루로 빵을 구우면 쫀득쫀득해져 식감이 좋아진다. 그런데 산소와의 자연 접촉을 통해 밀가루를 숙성시키려면 수 십일이 걸리지만 표백하고 산화시키면 48시간이면 숙성을 끝마칠 수 있다. 미국 제분업계가 연간 6,300만톤의 밀가루를 소비하는 미국인에게 자연숙성 밀가루를 공급하는 것은 채산성이 없는 일이다.

이런 상황에서 안전한 방법은 화학물질로 처리된 음식을 먹지 않는 일이다. 화학물질이 흡수되고 그 위에 또 다른 화학물질이 흡수되고 점점 더 많은 종류의 화학물질이 유입되면 증가된 산화스트레스로 인체의 질병 방어시스템은 무기력해진다.

여기까지의 내용으로만 결론을 내리자면 다음과 같다.

한국인의 밀가루 음식 섭취로 인해 건강상 문제점이 발생할 가능성은 두 가지 측면에서 미국인에 비해서는 현저히 낮고 유럽인에 비해서는 낮은 편이다.

유전적으로 글루텐 민감성을 일으키는 HLA-DQ 발현율이 서양인들에 비해 낮다는 점. 밀 제분공정에서 유럽국가들처럼 표백제를 사용하지 않는다는 점.

밀가루가 갖는 위 두 가지 유전학적, 화학적 위험에 대해 한국인이 어느 정도 안전역을 확보하고 있다고 볼 수 있지만 아토피 건선 같은 피부질환이나 기타 만성질환에 놓여있는 경우라면 밀가루에 대해 안심하기에는 이르다.

음식 민감성은 알러지 항체에 의하지 않더라도 식품을 소화할 수 있는 알맞은 효소가 부족할 때도 발생할 수 있기 때문이다. 쌀과 달리 밀가루의 글루텐은 펩신이나 단백분해 효소에 의해 잘 소화되지 않는 난소화성 단백질이기 때문에 소화장애가 흔히 발생할 수 있고 글루텐 특유의 끈적끈적한 성질 때문에 다른 영양소의 분해나 흡수를 방해한다. 또한 완전히 소화되지 않은 채 장점막에 들러붙게 되면 이것이 신호가 되어 면역세포가 개입, 면역반응이 일어나게 되고 이로 인해 소장점막이 손상을 입게 된다. 그 결과 복통, 오심, 설사, 변비가 발생하고 모든 염증성 질환의 근원인 장누수가 일어나게 되므로 아토피 건선인 상태에서 밀가루는 여전히 삼가 또는 차단해야 할 음식이다.

또한 한국인도 5% 내외에서 글루텐 민감성이 나타날 수 있으므로 밀가루 음식을 먹고 즉시 혹은 몇 시간 지나지 않아 피부 염증이 악화되어 증상이 심해졌다면 글루텐 민감성을 의심해 볼 수 있다.

글루텐 신드롬을 일으키는 또 다른 복병, 조눌린

조눌린에 관한 이야기는 호기심이 많은 독자이거나 환자를 치유하는 의약전문가가 아니라면 건너뛰어 읽어도 무방하다.

글루텐신드롬은 글루텐민감성이 저지른 단독범행이 아니고 공범의 도움이 있었다는 사실이 드러났다. 조눌린이라는 체내 생성 단백질이 타이트 정션을 벌려놓아 장누수를 일으킨다는 사실이 밝혀졌기 때문이다.

최근까지 글루텐 분해산물인 글리아딘 같이 큰 단백질이 어떻게 장누수가 없는데도 장점막을 통과할 수 있는지 그 이유를 설명할 수 없었는데, 타이트 정션의 조임상태를 느슨하게 하는 조눌린이 증가하면 장점막 세포 사이의 틈이 벌어진다는 사실이 밝혀짐으로써 연구자들은 오랫동안 어금니 사이에 끼어있던 거친 고구마 섬유 한 가닥이 빠져나간 것 같은 심정이다. 조눌린이 벌려 놓은 틈으로 글리아딘 뿐만 아니라 다른 여러 가지 알러지 유발 물질들이 통과할 수 있게 되고 그로 인해 기존에 없던 항체들이 생겨나 면역과민 반응이 유도되어 자가면역질환까지도 발생하는 것으로 여겨진다.

미국 메릴랜드 의대 알레시오 파사노 교수는 장 점막을 헐겁게 하는 단백질 '조눌린zonulin'을 발견하고, 조눌린의 양을 측정해 장누수를 검사하는 방법을 개발했다. 기존에는 락툴로스라는 당성분으로 장누수 정도를 측정하였다.

장점막이 조눌린을 분비토록 하는 센서가 작동하는 경우는 다음 두 가지인 것으로 밝혀졌다.

장내 박테리아 감염

이것은 단순히 장내에 박테리아가 존재하는 상황을 말하는 것이 아니라 유해균이 생체막을 형성한 상태를 의미하는 것으로 해석된다.

글리아딘

글리아딘이 세포막에 안테나처럼 솟아있는 CXCR3라는 글리아딘 수용체와 결합하고 이것이 신호가 되어 조눌린이 분비되어 단단히 잠겨있던 타이트 정션이 열리게 된다.

조눌린은 뇌로 이물질이 유입되는 것을 막기위해 혈류와 뇌 사이에 설치되어 있는 혈액뇌관문blood brain barrier, 뇌 모세혈관 내피세포의 조임 상태를 조절하기도 한다. 따라서 밀가루가 뇌질환의 원인으로 작용하게 되는 이유에는 글루텐 민감성이라는 면역반응 이외에도 조눌린 작동에 의한 뇌로 유입되는 노폐물량 증가도 있다고 본다.

조눌린 수치의 이상이 자가면역질환 발생과도 연관되어 있음이 확인되고 있다.

알레시오 파사노 박사팀은 2006년 당뇨Diabetes지 5월호에서 1형 당뇨병환자와 환자의 부모형제의 혈청 조눌린 농도를 대조군의 것과 비교한 실험을 통해 1형 당뇨병 발병 전에 조눌린이 증가되어 있고 조눌린의 증가가 자가면역 질환 발생과 상관관계가 있음을 발표하였다.

이렇게 글리아딘이 림프계로 침입하여 나타나는 글루텐민감성*이 장누수일 때만 나타나는 것이 아니라 장누수 여부와 상관없이 글리아딘에 반응하여 타이트 정션을 벌어지게 하는 조눌린에 의해서도 나타날 수 있는 것이다. 곡간을 여는 자물쇠가 큰 며느리에게만 있었던게 아니라 시누이에게도 있었던 것이다.

* 글루텐민감성을 일으키는 면역학적 소인은 글리아딘이다.

글루텐의 또 다른 뇌관

글루텐 뇌관은 장점막의 유전적, 물리적 문제에 의해서만 작동되는 것이 아니라 글루타치온 합성에 필요한 시스테인 흡수를 방해하는 또 다른 뇌관에 의해서도 작동된다. 글루텐은 중금속 해독, 간 해독, 항산화 작용 등 인체 생리작용의 파수꾼 역할을 하는 글루타치온을 합성하는데 필요한 시스테인황 함유 아미노산흡수를 방해한다.

한국인이 서양인에 비해 HLA-DQ 발현율이 낮기 때문에 밀가루를 안심하고 먹어도 된다는 견해는 일방적 낙관이며 미국발 글루텐 민감성 이슈를 한국인의 특성을 고려하지 않은 채 일반화하려는 것 또한 조급한 열정이다.

밀가루는 그 자체가 난소화성 식품으로 소화기능을 떨어뜨리고 다른 영양소의 흡수를 방해하며 장점막에 달라붙어 불필요한 면역반응을 일으켜 장점막을 손상시킨다. 아토피 건선을 앓고 있거나 만성질환에 노출된 사람들은 현재 벌어지고 있는 글루텐민감성 논쟁의 향방과 상관없이 밀가루를 삼가는 것이 좋다.

건강인도 우리밀로 만든 음식이라 할지라도 지속적으로 먹는 것보다는 필자와 같이 일주일에 1~2회 간헐적으로 섭취하는 것이 중장기적 건강유지를 위해 필요한 조심성이라고 본다. 조눌린의 심기를 건드리지 않고 글루타치온 합성 방해를 피하기 위해서다.

결론에 도달하기는 했으나 두 가지 의구심이 고개를 들 것이다.

조눌린이 박테리아에 감염되었다는 상황을 인식하고도 타이트 정선의 빗장을 더 단단히 걸어 잠그기는 커녕 오히려 트로이목마를 성안으로 끌어드리듯, 적을 향해 정선을 개방하는 것은 무슨 의도에서일까?

소장 아랫 부위의 회장에는 다른 소장지역과는 달리 융모가 없고 마치 브로콜리 송이에 난 작은 돌기처럼 생긴 것들이 도톰하게 부풀어 있는 파이어판Peyer's patch이라는 면역구조물이 있다. 이 장치는 외부로부터 유입된 침입자나 유해물질을 인식, 림프구나 항체를 만들어내는 '면역세포 생산 유도 기관'이라고 할 수 있다. 이 파이어판을 덮고 있는 상피에 모자이크 모양을 한 세포가 군데 군데 섞여 있는 것을 관찰할 수 있는데 작은 주름microfold이 졌다 하여 M세포라 불리는 이 세포는 끈끈이 주걱처럼 세균과 바이러스를 포획하여 이들을 죽이지 않고 산채로 대기중인 림프구나 수상세포에 인계, 적합한 면역물질을 만들도록 한다.

만약 M세포의 기능이 망가지면 항원채집을 할 수 없어 중장기적으로 안정된 면역기능을 확보할 수 없기 때문에 소장이 M세포 조직 손상에 대비, 항원채집 백업기능을 조눌린을 통해 확보하려는 것으로 짐작할 수 있다. 첫 번째 의구심은 이렇게 풀 수 있겠다.

남은 한 가지, 왜 글리아딘과 접촉하면 장상피 세포는 조눌린을 이용, 성문을 열라는 신호를 타이트 정션에게 보내는 것일까?

인류의 첫 살인사건은 아담과 이브의 맏아들 가인이 아우 아벨을 들판에서 쳐 죽이면서 발생한다. 살인동기가 참으로 발칙하다. 농사를 짓던 가인과 양을 치던 아벨이 각자 준비한 제물을 제단에 올리게 되었는데, 아벨의 양은 기쁘게 받아들여진 반면 가인의 곡식은 받아들여지지 않았다. 이에 분개한 가인이 아벨을 죽이게 된 것이다. 아마 제물에 흙이 묻어 있었거나 그가 성의 없이 제물을 준비하였을 게다. 그 결과 가인에게 "땅이 입을 벌려 네 손으로부터 네 아우의 피를 받은 즉 네가 땅에서 저주를 받으리니 네가 밭을 갈아도 땅이 다시는 그 효력을 네게 주지 아니할 것이요."라는 저주가 내려진다.

유추컨데 가인이 주로 지은 농사는 밀농사였을 것이다. 문제는 저주의 강도다. 저주의 강도가 액면 그대로 땅이 우리에게 효력을 주지 않는 것이었다면 인류는 식량난으로 지금까지 생존하지 못했을 것이다. 조물주가 그의 형상인 인류의 생존을 막을 수는 없는 일. 저주는 밀 속에 들어있는 글리아딘에 그칠 수 밖에 없었을 것이다. 밀가루를 먹으면 조눌린이 작동하도록.

저주의 약속은 지키고 살인자 아들의 후손은 살릴 수 있는 묘책이 우리의 DNA에 찍혀 있는 글루텐감수성일 것이다. 한국인과 서양인 간의 글루텐감수성에 차이가 생긴 이유는 각자 고민해 보도록 하자.

22

아토피 건선 잡는 프로바이오틱스 요법 치험례

20년 된 아토피 건선 영양요법 이야기

늘 늦은 시간 거즈를 구입하러 약국에 들르던 40대 초반의 회계사무소를 운영하는 분이 있었다. 그 이유가 궁금해 물으니 20년간 아토피 건선을 앓아오고 있는데 20년을 거의 매일같이 잠자리에 들기 전 거즈로 전신을 감싸다시피 하고 잠자리에 들었다고 한다.

프로바이오틱스를 위시한 영양치료법을 소개하였지만 오랫동안 병의원, 한의원에서 치료한 결과에 실망한 나머지 처음에는 매우 회의적이었다.

영양치료법을 적용한지 2일 만에 매일 밤을 고통으로 지새게 했던 진물이 멈추고 밤마다 거즈로 온 몸을 두르는 일없이 이불을 덮을 수 있어서 너무 좋다며 이같이 좋은 건선, 아토피 피부염 치료법이 있다면 본인처럼 고생하는 분들에게 널리 알려졌으면 좋겠다는 말과 함께 아래와 같이 영양치료 시점인 2013년 6월 8일부터 2013년 8월 16일 까지, 약 2달간의 경과를 보내왔다.

(좌: 영양요법 전, 우: 영양요법 후)

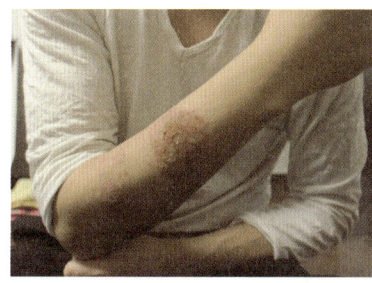 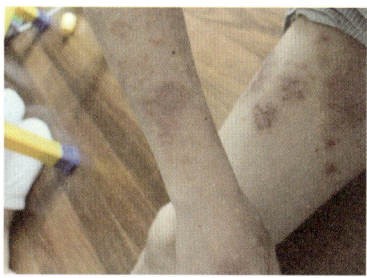

영양치료 2일만에 진물이 멎었다.

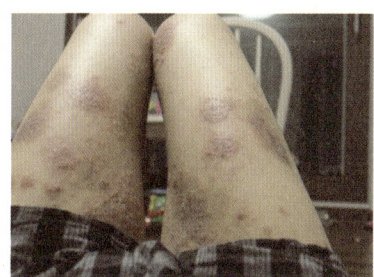 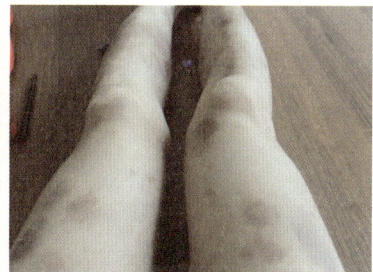

영양치료 2개월 후 얼룩만 남아 있다.

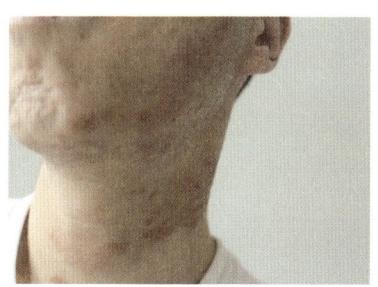 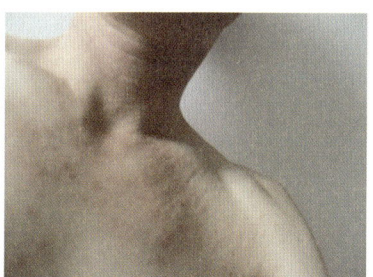

사진 촬영각도가 달라 영양요법 전과 후의 차이가 뚜렷하진 않지만 크게 변화되어있다.

7년된 아토피 건선 영양요법 이야기

얼굴을 중심으로 7년간 전신 아토피 건선을 앓아온 26세 기술연구원의 치험례다.

한약과, 피부과 약 복용 결과에 대한 실망감으로 영양요법에 대해 신뢰하지 못하고 한참을 망설였던 경우다. 피부질환자에게 느끼는 안타까움은 오랫동안 시도했던 치료법에 대한 실망으로 골 깊은 트라우마가 있다는 점이다. 7년간 양 볼에 선명하게 나있던 흉터에 가까운 피부병소가 1달여 만에 거의 정상피부 상태로 돌아와 있다. 프로바이오틱스와 모체필수지방산PEO 등을 섭취한 결과다.

오랜 기간 고민해 왔던 피부문제가 해결되어 연구에 더 매진할 수 있게 되었다.

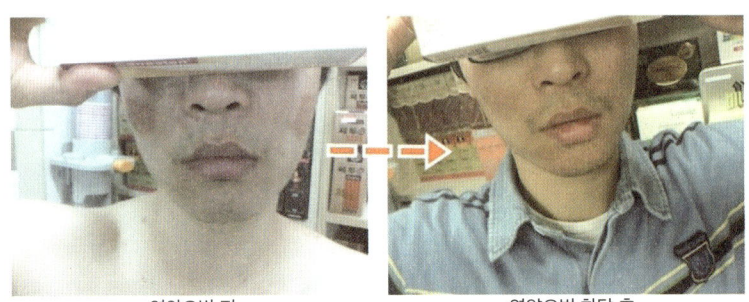

영양요법 전 　　　　　영양요법 한달 후

27일 만에 이렇게 좋아졌어요!
50세 남성 전신 태선 영양요법 이야기

미국에 자녀들을 유학보내고 한국에서 혼자 생활하면서 누적된 스트레스와 식생활 문제로 6년 간 전신에 태선을 앓게 된 학원강사분의 치험례이다.

병소가 노출 부위라서 한 여름에도 학생들 앞에서 반팔셔츠를 입을 수 없어 온 몸이 땀에 젖는 말 못할 고통을 감내할 수 밖에 없었다며 그간의 어려움을 토로하였다.

유산균 영양요법을 시작한지 27일 만에 변화된 상황을 미국 현지 시각 새벽 3시 50분에 감사하다는 말과 함께 사진을 카톡에 담아 보내왔다.

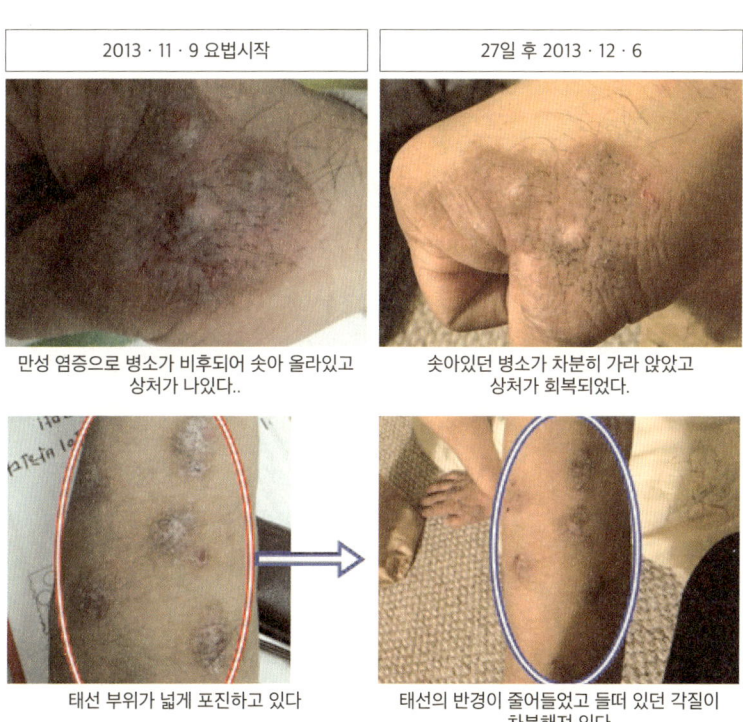

23
프로바이오틱스(유산균)에 대한 궁금증 7가지

필자는 아토피 건선을 비롯 2천 건 이상의 프로바이오틱스 관련 상담을 진행해 오고 있다. 프로바이오틱스의 건강기여도가 큰 만큼 프로바이오틱스와 관련하여 그 동안 접해온 다양한 층의 다양한 질문 중 다빈도 질문 7가지를 추려 소개한다. 프로바이오틱스 선택과 복용에 도움이 될 것이다.

질문 1 다른 사람은 장 트러블 뿐만 아니라 아토피 건선에 프로바이오틱스로 효과를 보던데, 저는 좋아지긴 했지만 왜 드라마틱한 효과가 나타나지 않을까요?

아토피 피부염, 건선의 정도가 심하지 않은 경우는 좋은 프로바이오틱스 섭취만으로도 효과를 보는 경우가 많습니다만 장 점막 손상도가 크거나 염증이 심할 경우는 8장 아토피 건선 영양치료법에 소개된 내용처럼 다면적인 접근이 필요합니다.

항생제, 해열진통제 복용을 삼가고 밀가루 음식과 설탕, 프라이팬 요리, 술을 삼가는 식단을 적용하여 장점막 손상, 유해균 세력확장을 막는 노력을 기울이면서 프리바이오틱스이눌린, 올리고당, 식이섬유, **식초** 식초에는 단쇄지방산인 아세트산이 있어서 장내환경을 산성으로 만들어 준다, **코코넛 오일**라우릭산이 칸디다 증식을 억제해 준다, **낫토키나제 같은 프로바이오틱스 기능 상승제**probiotics agonists를 병행하면 프로바이오틱스만 섭취할 때 보다 개선속도가 빨라집니다.

질문 2 유산균은 공복과 식후 중 언제 섭취하는 것이 유리한가요?

공복시 위산의 pH는 1~2, 식후에는 4~7이 됩니다. 산도 측면에서 보면 식후에는 위산의 pH가 높아지기 때문에 유리하나 식사로 인해 담즙배출이 유도되므로 이 부분에서는 불리합니다. 공복상태는 pH가 낮아 유산균 생존에 불리하지만 200cc 정도의 물과 함께 유산균을 복용하면 위산이 희석되어 산도가 떨어지고 담즙배출이 증가하지 않기 때문에 식후보다 유리할 수 있습니다.

유산균이 위산에 약하기 때문에 위산과의 접촉시간을 최소화 하고 위산도가 강한 시간대를 피하기 위해 복용시간을 고민하는데 요즘의 고기능성 유산균제품들은 내산성, 내담즙성을 획득한 균주를 사용하고 있고 람노서스와 같은 특정 균종이 음식물 모의 위장관 통과실험에서 식후 복용시 생존력이 높아질 것이라는 추측성 결과가 나왔지만 유산균은 복용 목적상 장기적 섭취를 요하므로 '언제' 보다는 '꾸준히'가 더 중요합니다.

질문 3 시중에 많은 유산균 제품이 나와 있어서 무엇을 선택해야 할 지 고민입니다. 좋은 제품을 선택하는 기준이 있나요?

건강유지 목적이라면 균종과 균수가 크게 중요하지 않겠지만 아토피 건선같은 상태에 놓여 있다면 내산성, 내담즙성을 갖춘 고함량, 다균종제품이 필요합니다. 90도에서는 시간이 지나도 물이 끓지 않듯이 저함량 유산균제품으로는 바라는 효과를 얻기 어렵습니다.

질문 4 유산균은 얼마 동안 섭취해야 효과를 볼 수 있나요?

개인마다 장내 균총 상태, 장 점막 손상도, 복강 내 온도, 식이습관, 환경/심리상태가 다르며 섭취하는 유산균 제품마다 제원이 다르기 때문에 유산균의 효과 발현시점 역시 다르게 됩니다.

유해균에 의한 급성설사의 경우 생균, 사균 병용요법으로 즉시적인 효과를 볼 수도 있고 오래된 아토피 피부염, 건선의 경우도 치험례에 소개되었듯이 단 1~3일 만에 증상개선이 이루어진 적이 있습니다만 알러지성, 자가면역성 질환의 경우처럼 면역교정이 필요한 상황에서는 7~15일 이후부터 변화가 나타나기 시작합니다.

질문 5 유산균은 언제부터 먹어야 하나요? 생후 1달인 아기가 먹어도 되나요?

유산균의 필요성은 항시적입니다. 앞서 말씀드렸듯이 장건강이

전신건강에 미치는 영향은 매우 크고 폭넓기 때문입니다. 유산균에 대한 요구도가 큰 시점을 말하자면

임신 전, 중 / 항생제를 복용할 때 / 소염진통제나 호르몬제 혹은 항암제를 복용할 때 / 고강도의 스트레스에 노출되었을 때 / 고 당분, 인스턴트 식품을 자주 섭취할 때 / 피부트러블이 잘 생길 때 / 치질이나 간 기능이 저하되었을 때입니다.

특히 임신 전과 임신 기간 중의 유산균 섭취 중요성이 큽니다. 모체의 장내 유해균 증식을 억제하여 독소가 태아에게 전달되는 것을 막고 출산 전 산도와 유두에 유익균을 미리 증식시켜 놓아 태아의 장에 유익균이 유해균 보다 먼저 정착할 수 있도록 해야 하기 때문입니다.

유산균은 미식약청에서 GRAS generally recognized as safe 등급으로 분류되어 있습니다. 안전하다는 뜻이지요. 유산균은 알러지 면역반응을 일으키는 항원으로 작용하지 않고 간의 해독기능에 부하를 걸지 않으므로 매우 안전하며 생후 즉시 먹여도 문제가 없습니다. 특히 제왕절개로 출생한 아기는 모체로부터 유익균을 물려받을 기회를 놓치게 되므로 출생 즉시 유산균을 먹일 필요가 있습니다. 혈액암 항암치료 후 관해기에는 균기회감염 가능성이 있으므로 주의가 필요하다고 하지만 식품으로 허가된 유익균이 기회감염을 일으킬 가능성은 지극히 낮습니다.

질문 6 장용 코팅된 유산균이 더 좋은가요?

유산균이 위산에 노출되지 않도록 하여 장에서 그 효과를 발휘

할 수 있도록 유산균을 장용 코팅하거나 장용성 캡슐에 충진한 제품이 있습니다만 장용성으로 하면 임상적 가치가 줄어든다고 봅니다.

왜냐하면 위산을 중화하는 능력을 지닌 헬리코박터 파이로리균에 대항할 수 있는 효과적인 무기 역시 유산균이기 때문입니다. 유산균이 위산에 일부 희생되더라도 보다 많은 숫자가 살아남아 헬리코박터 파이로리를 제압하고 위산의 pH를 낮출 수 있도록 충분량의 유산균을 섭취하는 인해전술 요법이 임상적으로 유의미합니다.

또한 유산균은 죽어서 생리활성은 잃더라도 유익균의 먹이감이 되는 프리바이오틱스prebiotics 기능을 수행하므로 유산균이 죽는 것을 낭비적 요소로 볼 필요가 없습니다. 장용성 유산균을 섭취하고 있는 경우 비 장용성 제품과 번갈아 섭취하실 것을 권합니다.

질문 7 유산균을 섭취하고 나서 가스가 차고 변비가 왔습니다. 유산균이 제게 맞지 않은 건가요?

고함량 유산균 섭취 초기 오히려 가스가 차거나 변비, 설사 증상이 나타날 수 있는데 이는 유익균의 다량 유입으로 기존 세균총이 이루어 놓았던 균형이 깨지면서 나타나는 균교대현상입니다. 유익균과 유해균 간의 전투가 벌어지면서 발효와 부패 반응이 동시에 항진되어 일어나 여러 증상이 나타날 수 있습니다. 이형젖산발효 heterofermentation: 젖산 이외에 이산화탄소와 에탄올을 생산하는 발효를 하는 람노서스와 같은 헤테로균에 의해 가스가 발생하여 설사가 유발될 수 있습니다.

이러한 증상은 유익균이 유해균을 몰아내고 새로운 세균총이 형성되고 있다는 증거이기도 합니다. 복용을 지속하여 세균총이 안정되면 자연 소실되는데 명현현상이 심한 경우 섭취량을 현재 섭취량의 1/5로 줄인 다음 도루를 시도하는 야구 선수처럼 상태를 살피면서 3~4일 간격으로 1/5씩 증량하여 복용하면 명현구간을 가볍게 통과할 수 있습니다.

참고문헌

- Human Physiology 6th edition- Arthur J. Vander, M.D.
- Leaky Gut Syndrome - Elizabeth Lipski
- Grain Brain - David Perlmutter
- Water: For Health, for Healing, for Life
- Batmanghelidj, Fereydoon
- 7-Day Detox Miracle, Revised 2nd Edition
- Bennett, PETER
- The secrets to great health
- Dr. Jonn matsen, ND
- Journal of Surgical Research June 1992
- International Journal of Cancer Volume 124
- Diabetes 55: 1443-1449, 2006

아토피·건선 99% 치료법

1판 1쇄_ 2016년 07월 08일

지은이_ 김성동
발행인_ 윤승천
발행처_ 윌리엄북스

등록번호_ 제 25100-2016-000041호
주소_ 서울 은평구 응암동 579-7번지
전화_ 02) 305-1300
팩스_ 02) 305-1436

값_ 15,000원
ISBN 978-89-6267-081-3 (03510)

* 잘못된 책은 바꾸어 드립니다.

* 이 책에 대한 판권은 윌리엄북스에 있으며 저작권은 저자와 윌리엄북스에 있습니다. 허가없는 무단인용 및 복제·복사·카페·블로그·인터넷게재는 법에 따라 처벌됩니다.

패혈증 예방과 치료
"아셀렌산나트륨의 의학적 기전과 임상효과"

최옥병, 조영열, 한세준, 김성환, 문성표 편저

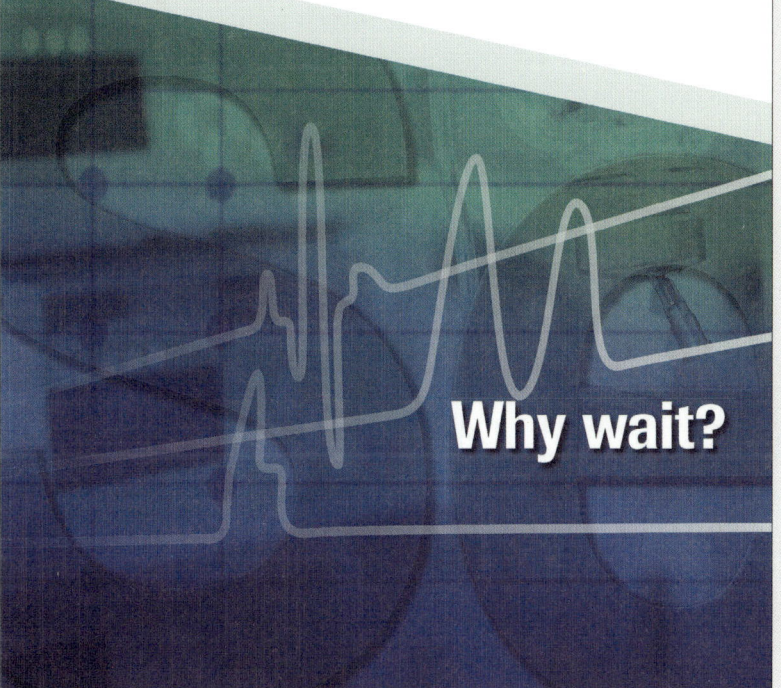

건강신문사
www.kksm.co.kr

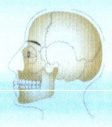 건강해지려면 먼저
턱관절 장애를 고쳐라

당신의 **턱관절**은 안녕하십니까?

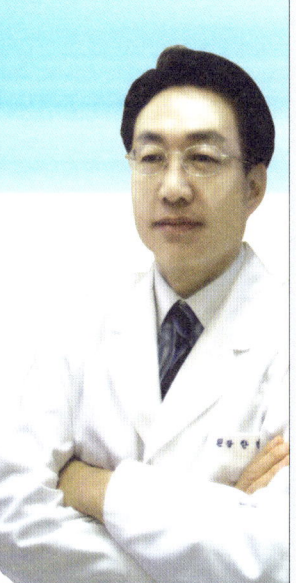

치의학 박사 한만형 원장 지음

최고의 턱관절 장애 비수술적 전문가가 밝히는
턱관절 장애의 모든것. 진단에서 치료법 그리고 예방까지

턱관절 이상은 전신건강의 적신호
대한민국 국민 80%가 턱관절 이상 경험

건강신문사
www.kksm.co.kr

양 악 수 술 의   공 포 로 부 터   벗 어 나 자 !

칼 안대는 성형수술

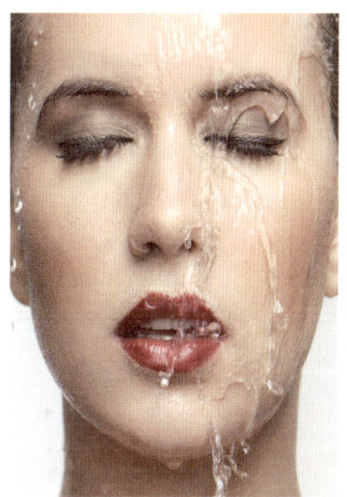

치의학 박사 **한만형** 지음

세상에 이런 일이! 수술하지 않고도 얼굴모습이 바뀌다니...
"4D입체 비수술 성형술"

건강신문사
www.kksm.co.kr

막스거슨 요법으로 암을 고친

암 승리자들의 증언

위암 | 대장암 | 간암 | 뇌종양
폐암 | 갑상선암 | 백혈병 | 유방암
악성임파종 | 방신경절세포종

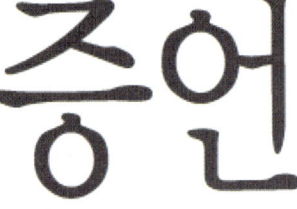
의학박사 호시노요시히코 지음
김태수 · 김정희 역 | 윤승천 감수

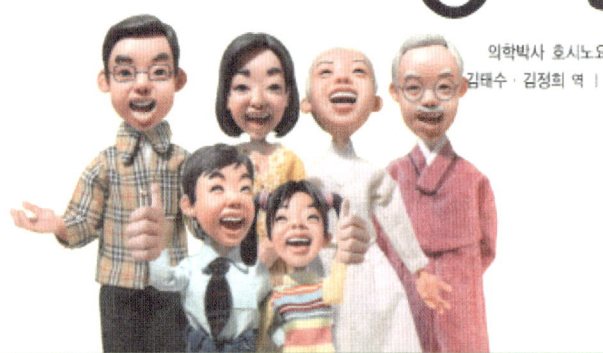

전세계 대체의학의 원조인
막스 거슨 박사의 **식사 · 영양요법**으로
현대의학의 한계를 극복한 다양한 암 승리자들의 생생한 실천기록

건강신문사
www.kksm.co.kr